UNE PETITE DOULEUR
À L'ÉPAULE GAUCHE

Jean-Marc Sylvestre

UNE PETITE DOULEUR À L'ÉPAULE GAUCHE

récit

Éditions Ramsay

Pour Marie, Arthur et Matthieu

Avant-propos

Ce livre fait le récit d'un été qui fut pour moi épouvantable. Hôpital, radiographies, IRM, infection, cardiologie, bloc opératoire, réanimation, rééducation...

Trois mois aux frontières de la mort, une année pour s'en remettre et réapprendre à respirer.

Ça commence par une douleur banale à l'épaule, ça dégénère assez rapidement en risque septicémique et ça se termine par la découverte, à l'entrée de l'aorte, d'une poubelle explosive.

Au bout de quelques jours, le scénario devient noir, incertain et si compliqué que tout ce qui se passe à l'extérieur vous devient indifférent.

Quand ça arrive aux autres, on compatit. Quand c'est à vous que ça arrive, vous regardez la planète d'une façon différente. La famille, les amis, le travail, les convictions, les valeurs...

Ce livre n'a pas d'autre ambition que de témoigner sur ce que vivent les malades gravement atteints. Et de rendre hommage au travail que font les médecins, ainsi que l'ensemble des personnels hospitaliers, infirmières et aides-soignantes. Trop souvent critiqués.

Jusqu'à l'été dernier, je ne connaissais du système de santé français que l'ampleur de son financement et les difficultés de son équilibre budgétaire.

Depuis, je sais que ce système m'a sauvé la vie.

En trois mois, j'ai subi tous les examens possibles, bénéficié de tous les traitements et de toutes les attentions. Il n'y a pas un millimètre de mon corps qui n'ait été radiographié. Et, chaque fois, ce poids d'inquiétude quand j'attends les résultats. Jusqu'à ce transfert en cardiologie où l'angoisse me tétanise.

– Vous êtes d'accord pour être opéré. Il faut signer là.

J'aurais signé n'importe quoi.

– À quoi bon ? Je suis foutu.

– Taisez-vous, on gagnera...

Je n'en croyais pas un mot. Pourtant, on a gagné. Ils ont gagné. J'ai gagné.

En toute logique, je n'aurais pas dû survivre. D'abord parce que les coups de chance qui sauvent la vie sont trop rares, les médecins les plus compétents trop occupés et les dépenses nécessaires trop lourdes.

Une petite douleur à l'épaule gauche

Je dois la vie à une poignée de médecins qui sont parmi les meilleurs dans leur spécialité. Je dois la vie à leur liberté totale de lancer toutes les investigations possibles, quel qu'en soit le coût. Je dois la vie à tous ceux qui autour de moi m'ont empêché de sombrer.

I

Assigné à résidence

Il était dix-huit heures, dix-huit heures déjà, quand la voiture a quitté la nationale 12 et qu'à la sortie de Saint-Pierre-des-Nids, elle s'est engagée sur la petite route qui conduit à *La Sourdière*. Rien n'avait changé. Le chemin, les étangs. La haie de thuyas, qu'on me disait de couper depuis des années, sous peine de voir ces arbres trop majestueux fracasser les lignes électriques ou téléphoniques un soir de grand vent. Elle avait survécu à la tempête de 1999, elle résisterait bien encore quelque temps.

J'y tenais, à cette haie de conifères, car elle protégeait la maison et tout ce qui l'entourait : les terrasses ombragées, les pelouses immenses, la rivière en contrebas.

Je connaissais ces paysages par cœur et pourtant je n'en croyais pas mes yeux... épuisé que j'étais par les trois heures de voyage depuis Paris, affalé au fond de la voiture où je n'avais pas prononcé un mot de tout le trajet.

Lee avait respecté ce silence. Elle avait conduit la voiture comme elle avait accompagné tous ces événements depuis plus de deux mois : sans rien dire, ce qui chez elle représentait un effort considérable. Avec beaucoup de méthode, de générosité et surtout de patience. Elle avait pris son parti de mes grognes et de mes rognes.

C'est elle qui avait organisé cette cavale, car il s'agissait bien d'une cavale. Sans elle, sans sa détermination et les garanties qu'elle avait données aux médecins, l'hôpital ne m'aurait jamais laissé sortir. Il m'aurait fallu attendre la fin de l'été et le retour des équipes médicales. J'aurais surtout couru le risque d'être envoyé dans une de ces maisons de rééducation construites dans la région parisienne par la Caisse nationale d'assurance maladie ou que les mutuelles ont installées dans de vieux hôtels de la côte normande. J'y aurais séjourné trois mois. Je me serais esquinté les jambes à faire du vélo d'intérieur ou du rameur dans une salle surchauffée. J'aurais craché mes poumons pour réapprendre à respirer. J'aurais sué sang et eau pour retrouver le sens de la marche au milieu de quelques malades sûrement plus âgés et plus atteints que moi. Bonjour le moral.

Sophie, la kiné de l'hôpital, qui m'avait permis de réinventer des petits mouvements du bras gauche à force de patience, de doigté et de charme, m'avait décrit ces maisons de rééducation pour grands cardiaques. Elle vantait, certes, leurs avantages thérapeutiques, expliquant aussi qu'elles n'étaient pas chères, puisque « les séjours sont entièrement pris en charge par la Sécurité sociale ». Elle avait cependant ajouté, en baissant la voix pour que les infirmières ne l'entendent pas :

– Surtout, n'y allez pas, c'est le bagne... Le bagne grave, croyez-moi, j'y ai fait un stage à la fin de mes études. C'était du côté de Houlgate, dans le Calvados. Alors la côte normande, oui, mais plus jamais, sauf à l'hôtel Normandy... Non, croyez-moi, tout sauf ce type d'établissement.

Ainsi prévenu, j'avais décidé de me tirer vite fait, d'organiser ma fuite, et je ne voyais pas de meilleur endroit pour me cacher que la maison qui me servait de repaire le week-end...

Lee avait tout réglé. Je n'étais coupable de rien, mais j'avais quand même été condamné. Assigné à résidence. Si je m'évadais de cet endroit, je devais en prendre la responsabilité. J'ai donc été obligé de gérer cette évasion légale en signant des décharges, paraphant quantité de papiers, de formulaires, puis de redonner pour la millième fois ma carte Vitale.

J'en arrivais à connaître le fonctionnement de la Sécurité sociale côté malade et usager aussi bien que l'équilibre des budgets que je commentais autrefois et dont je me moquais complètement maintenant.

Lee avait réuni mes affaires. Elle avait pris huit jours de médicaments à l'hôpital, avec les prescriptions exactes. Elle avait rangé les dossiers médicaux avec copie des résultats d'examens, historique et compte rendu d'hospitalisation, radios, etc., et enfin chargé le tout dans la voiture garée le plus près possible de la sortie. Tout était planifié au millimètre.

Elle en était agaçante, avec cette manie de tout prévoir dans les moindres détails.

Le problème, c'est juste au moment de partir qu'il est apparu : le blocage, l'angoisse qui vous monte du ventre et vous paralyse. J'étais pourtant bougrement heureux.

Depuis la visite de l'interne qui m'avait enfin autorisé à sortir, je n'avais pas arrêté de téléphoner à mes amis, ceux de la télé, Bernard, Claude, Étienne, Claire, Robert et les autres, tous ceux qui s'étaient relayés soit dans la chambre, soit au portable, soit directement auprès des médecins pour s'assurer qu'ils faisaient du bon travail et me soutenir à bout de voix.

Les médecins qui me suivaient étaient d'une amabilité extraordinaire, à l'exception de l'un d'eux qui s'agaçait certains jours du nombre inhabituel de visites que je recevais, du portable qui sonnait sans cesse, des demandes d'information auxquelles il devait répondre. Il en venait à regretter les premières semaines de mon hospitalisation, quand j'étais assommé par la douleur et emballé dans la morphine...

– Ce ne sont pas des amis que vous avez, c'est un syndicat de défense, me dit-il une fois.

Le matin de mon départ, j'avais donc entrepris de

faire chauffer le portable et de prévenir tout le monde :

– Je sors, commençai-je en sanglotant. Je sors, oui, c'est vrai... je sors, merde.

Tout le monde trouvait cela normal, légitime, après tout ce temps passé dans cet hôpital, tant de souffrances. Moi, je trouvais cela extraordinaire. Incroyable.

Pour moi c'était la nouvelle la plus importante du moment. De l'année. La plupart de mes correspondants s'en moquaient gentiment. Ils avaient déjà tellement donné de leur temps, de leur énergie et de leur amour. Pour eux comme pour les médecins, j'étais hors de danger depuis un mois. Je n'étais pas guéri, mais j'étais sur la bonne voie. Pas de quoi fouetter un chat. Il fallait que je me fasse à cette idée, je n'avais plus aucun motif sérieux de me plaindre.

Quel décalage ! Au premier jour de mon hospitalisation, j'étais convaincu que je m'en sortirais très vite. Or mon entourage s'affolait, et les médecins ne me donnaient guère de chances de survivre.

Tout, maintenant, ne dépendait que de moi... Enfin, théoriquement, parce qu'en pratique j'étais bien incapable de me prendre en charge.

Il y avait un gouffre entre mon angoisse de quitter cette chambre d'hôpital et mon désir de retrouver la vraie vie. J'avais peur, et pourtant je savais que tout allait se passer normalement à condition que je ne fasse pas le guignol.

Ce matin-là, je n'avais pas pris de douche. Pas le

temps. Trop complexe. Pour prendre une douche, je devais mobiliser deux ou trois personnes. Une pour tenir la perfusion, une autre pour me savonner. J'avais revêtu l'une des chemises que Lee avait achetées pour la circonstance et qu'elle m'avait rapportée après l'avoir lavée et repassée. Ce qui me frappait, c'est que cette chemise sentait l'assouplissant... Quel bonheur de redécouvrir ce parfum quand on a vécu si longtemps dans cette odeur d'hôpital, mélange d'éther, de Bétadine et de merde.

J'avais enfilé un pantalon blanc et mis pour la première fois depuis deux mois des baskets propres. Pour couronner le tout, je m'étais aspergé d'*Eau de Guerlain*.

J'étais looké comme pour aller déjeuner au Club 55... sauf que je tenais à peine sur mes jambes et que j'avais le ventre noué, un peu comme autrefois avant d'aller passer un examen. C'était exactement cela : j'avais le trac comme jamais.

Je m'étais assis une dernière fois au bord du lit pour regarder cette pièce dans laquelle j'avais été enfermé plus de six semaines. Je me mis à pleurer de plus belle. Impossible de m'arrêter. De me contenir. De me redresser.

Inconsciemment j'hésitais à partir. J'examinais la chambre en détail, ce lit haut perché, la petite table sur laquelle j'avais laissé une tasse de thé, et ce cabinet de toilette que je maudissais : il n'était pas assez éclairé, et il puait.

« C'est impossible, ce qui m'est arrivé...

impossible, incroyable, horrible... » Je ne cessais de me répéter ce genre de litanies.

Une fois de plus, je vérifiai mon bras gauche – il bougeait un peu –, mon épaule, mon bras droit, mon thorax, que j'essayais vainement de bomber... La cicatrice, longue de trente centimètres, qui était encore protégée par un pansement...

Le fait nouveau, c'est que je n'étais plus attaché à ce piquet qui supportait les perfusions. On m'avait débranché, donc libéré de ces satanés tuyaux. Pendant six semaines exactement, ils avaient acheminé le contre-poison qui avait fait reculer le bacille. Six semaines de bataille avec des perfs qu'il fallait changer toutes les quatre heures comme on recharge des lance-missiles. Plus de mille heures de surveillance permanente, jour et nuit.

J'avais fait le calcul. En six semaines, la perfusion s'était bouchée douze fois. Deux fois par semaine en moyenne. Au début, c'était un cauchemar tellement ça brûlait quand la veine éclate, et que le liquide se répand dans les tissus. Après, ça devient, disons, une distraction, d'autant que les infirmières ne se précipitent pas pour les remettre en place. Parce que ce n'est pas facile, et qu'on risque toujours de bousiller des veines...

J'étais libéré de cette astreinte. Pourtant, je pleurais encore et toujours.

– Allez, monsieur Sylvestre, ça va aller !

Cette infirmière s'appelait Zina. Elle avait passé l'été à l'hôpital de la Croix-Saint-Simon, elle n'était pas chef mais elle était considérée comme telle. Tout le monde la respectait, ne serait-ce que parce qu'elle savait mettre les perfusions et qu'elle était bien la seule. Quand vous êtes au bout d'un tuyau pendant deux mois, vous avez vite repéré les reines de la perf et les autres, celles qui vous piquent correctement et celles qui risquent de vous faire exploser une veine. Or des veines, il n'y en a pas des masses : dans les bras, le cou, les pieds...

– Je suis sûre que je vais vous revoir à la télé. Mais ne reprenez pas trop tôt.

J'en étais bien incapable. Je me sentais trop diminué, trop vieilli. En plus je n'en avais pas envie, je n'avais envie de rien, sauf de m'enfuir et de me cacher. Tout n'était que problème, agression.

– Vous savez, monsieur Sylvestre, vous nous aviez dit que si vous vous en sortiez, vous prendriez des cours de piano. Mais vous savez déjà en jouer, non ?

C'était une question. Je ne me souvenais pas d'avoir déliré à ce point. J'ai effectivement toujours voulu jouer du piano et j'ai installé un piano dans les deux maisons que j'habite. Mon toucher de clavier se borne toutefois à quelques accords qui me permettent d'improviser pendant des heures ou alors de jouer l'intro de quelques standards de Paul McCartney. Pas de quoi me confondre avec Elton John.

– Zina, vous avez raison, j'ai dit que j'allais prendre des cours de piano dès que mon bras me le permettrait.

– Je suis sûre que vous allez vous retaper. Je voudrais vous demander une faveur, monsieur Sylvestre... Vous avez vu, c'est pas drôle l'hôpital, c'est comme une prison dans laquelle on est enfermé alors qu'on n'a rien fait. C'est injuste l'hôpital, et nous on est là, et faut pas nous en vouloir, monsieur Sylvestre, on essaie d'agir, mais très souvent on ne peut pas faire grand-chose.

– Zina, vous faites le maximum, je vous ai vue épuisée.

Zina pleurait. Elle n'en pouvait plus de toutes ces misères, de toutes ces souffrances.

– Monsieur Sylvestre, je peux vous demander quelque chose.

– Ce que vous voulez.

– Vous connaissez bien Claire Chazal... Elle est venue vous voir ici en juillet. Cela avait mis l'hôpital en effervescence. Je voudrais, si c'est possible, que vous reveniez à l'hôpital avec elle pour rendre visite aux enfants au moment de Noël... ils seraient contents, les enfants du premier étage. Vous les avez vus...

Tout à coup, j'ai eu honte de moi qui ne pensais qu'à partir loin d'ici, loin de ce cauchemar, de cette odeur d'éther qui imprégnait tous les vêtements. Moi qui ne songeais qu'à rassembler mes forces pour rejoindre ma villégiature. Et voilà que Zina me ramenait à cette réalité. Mais que faire ? Que dire ?

Deux étages en dessous, il y avait des enfants gravement malades, des infections généralisées, des cancers, des accidentés... Je me souvenais tout à coup, Zina me l'avait dit, que beaucoup d'entre eux étaient condamnés.

Juillet et août étaient encore plus terribles pour eux car ils ne recevaient pratiquement pas de visites. Leurs amis et la famille étaient dans bien des cas partis en vacances... Les enfants n'avaient comme seule compagnie que les médecins de garde qui passent en coup de vent deux fois par jour, les infirmières, les aides-soignantes et parfois quelques grands-mères.

Il fallait que les enfants s'inventent des pères et des mères. J'ai vite compris que Zina était l'une de ces mères capables de pallier ces absences, et surtout d'apporter les moyens d'alléger leur douleur physique...

À ce moment précis je m'en voulais de me plaindre, je m'en voulais de partir.

– Zina, je vous le promets, on viendra. Claire Chazal, elle viendra.

Zina pleurait. Je pleurais.

– Je peux vous embrasser, monsieur Sylvestre ?

– Bien sûr, je n'osais pas vous le demander. Mais avant de partir, Zina, j'aurais voulu savoir comment j'étais quand je suis arrivé, il y a deux mois.

Elle essuya ses larmes et, debout au pied du lit où j'étais assis, elle me regarda avec ses grands yeux noirs, et se mit à sourire.

– Quand vous êtes arrivé, j'étais encore là, il était onze heures du soir et vous n'étiez pas beau à voir...

Vous aviez déjà beaucoup de fièvre. Vos épaules et votre bras gauche étaient complètement bloqués. C'est moi qui ai déchiré votre chemise pour pouvoir l'enlever. On avait du mal à comprendre ce que vous marmonniez. Et ce que je peux vous dire, c'est que Paul, le petit externe, vous vous en souvenez… eh bien, il était inquiet. Il était même paniqué. Je peux vous le raconter maintenant. Il n'en menait pas large. En plus il n'osait pas appeler l'interne de garde. Il avait peur de se faire engueuler. C'est moi qui lui ai téléphoné, à l'interne, pour lui demander de revenir après son dîner. Il est arrivé vers une heure du matin, je crois que vous aviez perdu connaissance ou alors on vous avait déjà donné un médicament. À deux ou trois heures, les équipes de garde savaient que vous étiez de la télévision. Ils ont tout de suite pensé que ce serait plus difficile. En tous les cas, monsieur Sylvestre, vous pouvez remercier Lee, parce qu'elle en a passé du temps, ici, et elle en a posé, des questions. Et votre fille… Marie, où est-elle, Marie ? Elle est mignonne, votre fille.

– Zina, je peux encore vous demander quelque chose ?

– Non, parce que Lee vous attend, ça fait deux mois qu'elle attend, vous ne trouvez pas que c'est beaucoup ? Vous avez voulu sortir, alors, il faut y aller.

– Zina, répondez-moi : est-ce que j'ai été un malade très chiant, est-ce que j'ai été vraiment insupportable ? Dites-moi la vérité.

– Vous avez été comme tous ceux qui n'ont jamais été gravement malades auparavant. Vous avez été comme tous ceux qui ont été gâtés par la vie et qui ne comprennent pas qu'il puisse leur arriver un accident... Vous avez été comme tous ceux qui n'acceptent pas d'être diminués et d'être malades... Alors oui, vous avez été très chiant, monsieur Sylvestre, très, très chiant pour utiliser votre vocabulaire. Certains soirs vous avez même été odieux avec des aides-soignantes. Elles faisaient ce qu'elles pouvaient, les malheureuses. Puisque vous me le demandez, vous avez été insupportable. Mais je vais ajouter que ce que vous avez enduré n'était pas supportable. On le savait. Allez, partez maintenant, et n'oubliez pas votre promesse pour les enfants malades...

Zina sortit de la chambre tandis que moi, qui aurais dû m'enfuir de cet endroit, j'hésitais de nouveau en pensant à toute la souffrance que j'allais laisser derrière moi.

J'avais été désastreux, lamentable, incapable d'assumer. Je savais à cet instant précis que je ne pourrais jamais rembourser les tonnes d'affection, de dévouement et de tendresse qu'on m'avait prodiguées et qui m'avaient tenu en vie autant que la médecine.

Je me sentais nul de ne pas l'avoir compris avant.

Je me décidai enfin à sortir, seul, traînant les pieds pour ne pas trébucher. J'avançais lentement, doucement, en disant au revoir à tous ceux qui étaient là et qui avaient formé pour moi une autre famille. Je me rendais compte de leur dévouement et surtout de leur gentillesse. Je les avais haïs pendant des semaines, en me moquant de ce que je croyais être des petites manies. Et cette obsession qu'ils avaient de la propreté qui retardait chaque geste du quotidien !

Parce que je souffrais trop, je les avais détestés pendant des mois. Parce qu'ils m'avaient retenu prisonnier, je considérais que si j'avais été malade, c'était un peu leur faute. Oui, leur faute.

J'avais tendance à penser que la maladie n'existe que si on la diagnostique.

J'avais pendant des années mis en application ce raisonnement stupide, ce qui avait eu pour conséquence le refus de tout examen médical. J'avais continué cet été-là à maudire les médecins et tout le personnel médical, jusqu'au moment où je suis sorti.

Je m'apercevais enfin combien je les aimais tous parce qu'ils avaient fait un travail de chien et qu'ils m'avaient sauvé la vie. Ils m'avaient retenu pour mieux me protéger. Ils m'avaient guéri malgré moi.

En quittant l'hôpital je quittais mes geôliers mais je me retrouvais seul, vulnérable. Du coup, j'avais peur. Il me restait Lee qui veillait à tout et à qui je me raccrochais. Il me restait la coquille protectrice de la voiture dans laquelle je me glissai péniblement et la maison que nous avions prévu de rejoindre le plus vite possible...

– Tu ne veux toujours pas passer à ton appart ? me demanda Lee.

– Je n'y tiens pas. Je ne suis pas prêt. Et puis je n'en ai pas de bons souvenirs. On verra plus tard. C'est trop la vraie vie. Allons directement à *La Sourdière*. À Paris je ne me sens pas bien. Là-bas je respirerai mieux.

– OK, on y va. Si tu ne te sens pas bien, tu me le dis. Tu vas rire, mais j'ai pris l'adresse et le téléphone de tous les hôpitaux, cliniques et services d'urgence qu'il y a entre Paris et *La Sourdière*. Tu vas encore plus rigoler quand tu vas savoir que je me suis renseignée sur la qualité, la spécialité et l'équipement de tous ces établissements... Eh bien, je peux te dire qu'il y a des endroits sur la route où mieux vaut ne pas tomber malade, parce qu'on est sûr d'y rester... J'ai l'impression que dans ta région il y a plus de vétérinaires que de médecins...

Je n'avais guère la force de rire, d'autant que ça me faisait horriblement mal aux côtes. D'ailleurs je ne pouvais ni rire, ni tousser, ni éternuer, au risque de me déchirer les entrailles...

Parler même était difficile, sauf à le faire très lentement, en cherchant le souffle à chaque mot. Aussi, je préférai me taire, ce qui présentait l'inconvénient de transformer Lee en chauffeur de maître.

La seule chose qui ne me faisait pas mal physiquement, c'était de pleurer.

Je connaissais le trajet par cœur. La nationale 12. Dreux, Verneuil, Mortagne, Alençon. Je le faisais pratiquement toutes les semaines dans les deux sens depuis vingt ans. J'avais en mémoire tous les virages, tous les points noirs, toutes les zones dangereuses : Pontchartrain et sa déviation flambant neuve qui faisait gagner quarante minutes les week-ends de grande affluence. La Queue-les-Yvelines (quel nom !) et son splendide terrain de golf dont j'avais rêvé mais sur lequel j'avais fait une croix définitivement, du moins le croyais-je. Avec le bras et l'épaule gauche en compote, je ne voyais pas comment j'allais pouvoir rejouer. Le chirurgien ne m'avait d'ailleurs pas caché qu'il était assez pessimiste sur mes chances d'améliorer mon swing très rapidement.

– Vous allez récupérer l'usage de votre bras dans six mois, mais de là à manier le club, faut pas rêver...

Cette sombre perspective m'a occupé l'esprit jusqu'à Dreux, où à chaque voyage je me demandais d'habitude par quelle perversion sociologique cette ville votait Front national à toutes les élections. Pour moi c'était incroyable. Orange, oui. Nice, à la rigueur, mais Dreux, c'est en Normandie. Dreux.

La maladie ne m'avait pas permis d'élucider ce mystère mais elle m'avait rendu complètement indifférent à ce type d'étrangeté politique qui passionne les lecteurs du *Monde*.

La déviation de Verneuil conduit à l'école des Roches tout en passant à proximité d'un Center Park. À l'entrée du bocage normand, il y a par conséquent l'une des pensions scolaires les plus chics et chères de France et un centre de vacances importé de Hollande qui fait le plein quasiment toute l'année quelles que soient la saison et la météo.

Chaque fois que je prenais cette route, je me demandais si j'aurais eu les moyens de mettre mes enfants à l'école des Roches, mais je me disais aussi qu'un jour j'irais bien en vacances au Center Park de Verneuil. Ne serait-ce qu'une fois... La maladie n'avait pas chassé ce type de préoccupation pourtant assez dérisoire.

Verneuil, c'est la porte du Perche. Ça m'a rassuré un peu de voir que les paysages n'avaient pas changé. C'était stupide : pourquoi auraient-ils changé ?

Plusieurs kilomètres plus loin, il fallait passer Mortagne-au-Perche, à quelques encablures de cette usine d'équarrissage qui sent si mauvais depuis la vache folle, pour finalement atteindre Alençon.

Alençon n'a rien de très intéressant, mais j'y suis né. C'est là que j'ai grandi, joué, flirté pour la première fois... J'y ai encore quelques amis, à commencer par le maire, entré dans le gouvernement Raffarin comme ministre du Budget. Toute la petite ville en bruit de fierté, persuadée qu'il va pouvoir plus facilement aider au développement de l'emploi et à l'installation d'autres activités. Classique.

Pour atteindre *La Sourdière*, il fallait dépasser Alençon sur la nationale 12 et filer jusqu'au mont des Avaloirs, quatre cent dix-sept mètres d'altitude, point culminant de l'ouest, à la frontière entre la Normandie au nord-est et la Bretagne à l'ouest.

À cheval sur trois départements : l'Orne, la Mayenne et la Sarthe.

Ce trajet, je le connaissais tellement que ma distraction habituelle consistait à repérer les nouveautés.

Ainsi j'avais déjà pris plaisir à constater qu'un nouveau petit restaurant venait d'ouvrir à Pontchartrain, dans lequel je m'étais promis de faire halte, et je m'étais posé mille questions à propos de ce magasin d'antiquités qui avait fermé à Verneuil.

Chaque semaine je regrettais que cette route soit encore par endroits rétrécie, dangereuse, et chaque fois j'espérais qu'un jour, quand je serais bien vieux, je pourrais enfin aller de Paris à *La Sourdière* sur une route à quatre voies. Encore que depuis quelque temps l'ouverture d'un tronçon d'autoroute entre Le Mans et Alençon permet pratiquement d'aller de Paris au fin fond du pays de Pail sans un seul feu rouge. Lee est une militante de l'autoroute, mais cette fois-ci elle a pris d'elle-même la nationale, sans doute à cause des repérages d'hôpitaux qu'elle avait faits avant de partir.

C'est vrai que sur l'autoroute il n'y a guère que les stations-service et les aires de repos et de détente. Agréables, les aires de repos et de détente, mais plutôt pauvres en équipements médicaux.

En fait je me moquais complètement de la route à présent, de ses déviations, de ses restos qui avaient ouvert ou des brocs qui auraient fermé. Au fur et à mesure que nous approchions, j'étais de plus en plus paralysé. Il fallait ralentir cette montée, que je connaissais pourtant par cœur. Je n'y croyais pas, j'en tremblais. Ça faisait huit semaines que je rêvais de cet instant. Huit semaines d'un cauchemar auquel j'avais survécu en pensant à *La Sourdière*...

Maintenant que je touchais au but, j'hésitais. L'angoisse qui m'avait envahi le matin dans la chambre de l'hôpital, dès que j'avais eu la certitude d'en partir, ne m'avait pas quitté. Ce que je ressentais à présent était plus grave qu'un simple trac.

La vérité est que je ne méritais pas d'être là. Je n'aurais pas dû être là. Je me sentais confusément coupable. Coupable d'avoir guéri. Ce sentiment me tenaillait depuis que j'étais sorti.

Cette liberté faisait mal. Je ne savais d'ailleurs pas ce que j'allais en faire : le moindre mouvement était douleur.

J'imagine que les prisonniers qui se font la belle ne peuvent pas vivre tranquilles et heureux. Ils doivent rêver de cette liberté pendant des jours et des nuits, et puis au moment où ils se retrouvent dehors, ils se sentent paniqués.

À force de discussions sans fin, de colère feinte, les médecins m'avaient laissé sortir alors que j'aurais dû rester quinze jours de plus. Je les avais implorés. Je suppose que Lee leur avait promis, juré, de surveiller mes prises de médicaments, de me conduire deux fois par jour chez le kiné, deux fois pas semaine chez le cardiologue et autant de fois au laboratoire d'analyses. Nous nous étions engagés elle et moi à suivre les prescriptions, faire réaliser les électrocardiogrammes, les prises de tension et les radios du thorax...

Un contrôle judiciaire avec l'obligation de ne pas quitter la ville, de pointer dans un commissariat tous les deux jours, n'aurait pas été plus astreignant que le régime qu'on m'avait infligé.

Les conditions de cette évasion ne m'amusaient pas du tout. Le seul endroit où je pensais pouvoir me sentir en sécurité, c'était là, à l'ombre de cette grande haie. Dans ma maison. Ma maison.

En arrivant à la grande barrière blanche, je suis descendu de la voiture, ou plutôt je m'en suis extirpé.

– Il faut que je descende...

– Tu ne préfères pas que je te conduise jusqu'à la maison ? Ou alors descends de voiture et attends-moi, je vais t'aider à marcher.

Il fallait que je touche de mes mains cette barrière qui allait s'ouvrir. Il fallait que je parcoure à pied les cinquante mètres du chemin qui descend jusqu'à la porte d'entrée. Il le fallait... Il fallait que je le fasse seul, sans l'aide de qui que ce soit. Franchir les cinquante mètres qui séparaient la barrière blanche de la porte d'entrée principale... Cinquante mètres en pente raide que j'allais entreprendre en glissant les pieds. Car je ne marchais pas, je glissais en tâtonnant, comme les vieux dans la chanson de Brel. J'effectuais mes premiers pas et j'avais l'impression d'être très âgé. Cette progression me faisait extrêmement mal physiquement, mais Dieu que c'était bon ! Pour la première fois la douleur était agréable car elle servait à quelque chose. Je savais qu'au bout de la douleur il y avait la porte d'entrée. Pour un peu, j'aurais accepté d'avoir encore plus mal.

Ces cinquante mètres m'ont paru les plus beaux de ma vie. Et là non plus, je n'ai pu me retenir de pleurer. Je ne me souviens pas d'avoir jamais autant pleuré. Je pleurais d'émotion, de bonheur d'être ici, mais je pleurais aussi de honte, avec cette certitude d'être durablement diminué et abîmé. J'avais pleuré toute la journée. Avec le sentiment de ne pas avoir mérité d'être là. La maladie avait fait de moi un coupable. Je me sentais hors-la-loi parmi les vivants comme quelques semaines auparavant je m'étais senti hors-la-vie...

Tout ce qui bordait ce petit chemin me donnait la chair de poule. Les sapins d'abord, que je redécouvrais et qui avaient été plantés là par mon père à la naissance de mes enfants. Il y avait ceux de l'aîné, des arbres immenses déjà, puis ceux de Marie, ma fille, et enfin, en bas du chemin près de la maison, ceux du plus jeune de mes fils.

Jusqu'à ce moment, j'avais complètement oublié quel symbole incarnaient ces arbres. Jusqu'alors il me semblait qu'ils avaient toujours fait partie du décor. Ils étaient là. Point barre. C'était comme cela et pas autrement. Je ne m'étais jamais posé de questions.

Et voilà que tout à coup je me rappelais que ces

sapins n'étaient pas des sapins ordinaires. Ils avaient l'âge de mes enfants, et c'est mon père qui les avait plantés lui-même pour témoigner du temps qui passe. Je me rappelais surtout les discussions que j'avais eues avec lui à une époque où je considérais cette tradition comme archaïque et inutile.

Mon père m'avait expliqué que dans toutes les familles on plantait ainsi des arbres à la naissance des enfants. Mais putain, je m'en foutais complètement de la famille ! L'explication de cette tradition me paraissait encore plus idiote. Vingt ans plus tard l'enfant est censé utiliser quelques arbres pour se fabriquer une chambre à coucher au moment de ses noces... Et beaucoup plus tard encore il pourra faire assembler son cercueil avec quelques planches de bois.

Je trouvais cette coutume plutôt morbide. Je l'avais laissé planter les arbres. Il se sentait chez lui et j'ai toujours fait en sorte qu'il en soit ainsi. Aujourd'hui, j'étais heureux qu'ils soient là.

À leurs pieds, un peu plus près de la maison, il y avait les rhododendrons. Ils n'étaient évidemment plus en fleur, mais les grandes feuilles vertes tranchaient avec la couleur du gazon si sec en cette fin d'été. Ces rhodos me racontaient aussi un bout de mon histoire.

Je me souvenais brutalement qu'il y a très longtemps nous étions allés les chercher dans la Manche du côté de Coutances, au mont Canisi exactement. Une petite colline de quelque deux cents mètres d'altitude, complètement recouverte d'un grand manteau de rhododendrons. C'est l'attraction touristique de la région. Au printemps, le spectacle est impressionnant. La colline tout entière fleurie attire énormément de visiteurs auxquels les horticulteurs de la région vendent des plants.

J'ai dû aller une seule fois dans ma vie au mont Canisi, et je l'avais complètement oublié...

Les souvenirs se bousculaient. Le jour où nous étions allés parler aux rhodos, nous étions passés par une petite ville de la Manche qui s'appelle Villedieu-les-Poêles, à quelques kilomètres de Granville, pas très loin du Mont-Saint-Michel. Édifiée à proximité des mines de cuivre, elle avait accueilli des artisans qui fabriquaient des objets en cuivre, principalement des cloches d'église pour le monde entier et des ustensiles de cuisine.

Dans les années cinquante, les mines ont fermé les unes après les autres, mais les artisans spécialisés et les commerçants sont restés. Ils travaillent un cuivre qu'ils achètent en Pologne désormais et continuent de fabriquer et de vendre des casseroles haut de gamme aux professionnels de la cuisine et aux touristes.

Depuis ce premier jour où nous avions traversé Villedieu-les-Poêles, je me suis pris de passion pour les objets en cuivre et n'ai pas cessé d'en acheter.

Ma collection de poêles, de casseroles, de caquelons, de plats, et même de culs-de-poule était remarquablement astiquée. La maison elle-même s'était mise sur son trente et un. Tout y était impeccablement rangé, comme si cette bonne vieille Mme Nicole avait passé des jours à dépoussiérer, laver et ordonner. Elle avait eu le temps de tout nettoyer, puisque la maison n'avait reçu aucun visiteur pendant mon absence.

Je n'en revenais toujours pas d'être arrivé à *La Sourdière*. Cassé, fourbu, diminué, apathique mais vivant.

Après ces huit semaines de cauchemar, à passer d'un hôpital à l'autre, d'une salle d'opération dont je n'aurais pas dû ressortir vivant à des doses d'antibiotiques auxquelles un cheval n'aurait pas survécu.

Je ne sais pas ce qui m'impressionnait le plus, du bonheur de me retrouver chez moi ou du sentiment d'être miraculé.

Résultat : je me voyais revenu d'un long voyage dont je n'avais rapporté que la douleur comme souvenir. Marcher sur la pelouse vers les pommiers me faisait mal. Respirer me faisait souffrir. Lever un bras pour attraper une pomme était une torture. Seules les odeurs me ravissaient. La maladie m'avait singulièrement diminué mais n'avait pas altéré mes capacités olfactives. Tout sentait bon quand je suis sorti de la voiture. Les sapins chauffés par le soleil de l'après-midi, l'herbe du gazon desséchée par l'été qui finissait. Ces odeurs n'étaient pourtant pas assez fortes pour effacer les traces du mauvais film que je venais de vivre.

Je savais que les médecins avaient eu cette part de

génie, et d'intuition, cette obstination aussi à rechercher les vraies causes de mon infection, sans laquelle ils n'auraient jamais découvert cette bombe à retardement qui menaçait d'exploser dans mon cœur.

– Nous avons eu beaucoup de chance, m'avait dit François Krainik au sortir de la réanimation. Les médecins sont contents de leur malade.

J'étais obsédé par cette phrase, depuis que j'étais revenu dans le monde des vivants. C'est la première phrase bizarre que je me souviens d'avoir entendue en salle de réanimation, le premier signe audible qui me faisait penser que quelque chose d'important était en train de se passer. Quelques minutes, à moins que ce ne soit quelques heures plus tard, je me suis rendu compte que je revenais dans le monde réel, avec ses bruits qu'il fallait reconnaître et décoder. Ses ombres vertes, crues, fortes et froides tranchant avec l'ouate qui m'avait entouré et protégé jusqu'alors...

Ce jour-là j'ai d'abord entrevu une masse lumineuse verte bouger dans le halo de blancheur où je me trouvais depuis... depuis combien de temps au fait ? Je n'en savais rien. On m'a bien expliqué par la suite que j'avais passé une demi-journée sur la table d'opération, puis près de quarante-huit heures en salle de réanimation. Mais en réalité, je n'ai aucune notion du temps qu'a duré cette croisière comateuse.

Ce dont je me souviens c'est que finalement ce ne fut pas désagréable, tout était blanc, légèrement embrumé comme dans les comédies musicales où le metteur en scène noie le décor de fumigènes autour des deux amoureux. Je flottais sur ce coton. Dans ce halo, je croisais des visages qui m'étaient familiers, mais sur lesquels j'aurais été incapable de mettre un nom. Je sais juste qu'ils étaient aimables, gentils, et qu'ils semblaient me connaître.

Et puis tout doucement, du bruit d'abord qui dérange et cette ombre verte qui tranche avec le reste. Et puis ce visage recouvert d'un masque de chirurgien, cette coiffe aussi et enfin ce regard un peu noir... cette voix qui ne me plaisait pas... sans que je sache exactement pourquoi.

– Jean-Marc, je crois que tu m'entends...

Au premier abord pour moi ce n'était pas une bonne nouvelle. En un quart de seconde j'ai regretté d'entendre cette voix. Parce que, en un quart de seconde, je me suis aperçu que je revenais dans la réalité. Et cette réalité, c'était l'obligation d'écouter, de comprendre et de répondre. Je sortais d'un monde où je n'avais eu aucun effort à faire, aucune charge à supporter, aucune responsabilité...

– Jean-Marc, je crois que tu m'entends...

C'était comme une question qu'on ose à peine formuler de peur d'agresser. C'était pour moi totalement nouveau. Une voix humaine logique, qui prononce des phrases construites avec un sujet, un verbe, un complément... Une voix qui prononçait mon nom, qui m'interrogeait.

« Merde, c'est quoi encore ? » pensais-je.

– Jean-Marc, si tu m'entends et si tu me reconnais, tu vas bouger les yeux. Tu ne peux rien bouger d'autre. Tes mains et tes bras sont attachés, tes jambes sont attachées, tu as des sondes qui t'empêchent de faire le moindre mouvement. Jean-Marc, tu as des tubes qui t'aident à respirer, à uriner... Tu as des perfusions qui continuent de te nourrir, et un stimulateur cardiaque qui assiste ton cœur. La lumière autour de toi doit t'éblouir... tu dois entendre le bruit des ustensiles et des flacons qu'on manipule dans des cuvettes métalliques...

J'entendais effectivement depuis quelque temps des murmures étouffés, des infirmières sans doute qui chuchotaient au-dessus de ma tête. Je percevais périodiquement des alarmes sonores, puis des flashes de lumière comme un halogène qui explose. J'avais saisi qu'il existait une relation entre les alarmes et moi. Je bougeais un pied, une main, le nez, et aussitôt un signal retentissait, un éclair lumineux se déclenchait. Du coup je percevais une agitation autour de moi.

Au début la corrélation entre mon mouvement et l'agitation qui s'ensuivait ne m'avait pas paru évidente, mais, au bout d'une heure ou deux, j'avais compris : chaque mouvement de mon corps, même le plus anodin (les seuls d'ailleurs que mon harnachement m'autorisait), déclenchait un formidable bordel.

J'appliquais sans le savoir une des théories de la

déstabilisation. Je réinventais le principe du grain de sable.

La vérité était beaucoup plus simple : j'étais en train de me réveiller…

Quelque temps plus tard, c'était devenu un véritable jeu : je bougeais le pied qui modifiait la place de la sonde et la sonnerie retentissait, un infirmier accourait et se penchait sur moi. Puis plus rien. Il murmurait quelque chose que j'entendais à peine et repartais. C'est alors que je réalisai que, en remuant le nez, je déclenchais une autre alarme plus stridente encore, mobilisant tout un essaim qui s'affairait autour de mon lit pour vérifier tous les branchements. Je serais incapable de dire combien de temps ce petit jeu a duré, mais ce modeste pouvoir de manipulation qu'il me conférait me revigorait et m'amusait.

La voix qui me parlait maintenant m'était familière.

– Jean-Marc, normalement, tu dois me reconnaître. Si tu me reconnais, tu vas cligner des yeux…

J'allais cligner des yeux. Il savait que je l'avais reconnu. Krainik… François Krainik. Mais qu'est-ce que tu foutais là ? Et moi qu'est-ce que je faisais là ? Je ne pouvais pas parler, bien sûr.

– Jean-Marc, tu vas me regarder dans les yeux, c'est comme cela que je saurai que tu me comprends… Jean-Marc, tu es dans la salle de réanimation de l'hôpital Pompidou… Tu es en train de te réveiller… Ça va être très pénible mais je voudrais te dire que le plus dur est fait... Tu as été opéré hier matin du cœur, c'était une opération délicate, difficile, longue. Mais j'ai deux bonnes nouvelles pour toi. La première c'est que l'opération s'est bien passée. La seconde c'est qu'on vient d'analyser ce que l'on t'a retiré à l'entrée de l'aorte : ce n'était pas une tumeur...

À ce moment-là, mon esprit a failli exploser. Je me souvenais de tout... « Tu es un sale con, François, pensais-je. Toi et tes connards de médecins, vous aviez cru diagnostiquer une tumeur, et pendant quinze jours en attendant l'opération, vous n'avez pas cessé de m'expliquer que les tumeurs au cœur sont très rares certes mais qu'elles ne sont pas graves. Et moi qui m'obligeais à vous croire. Aujourd'hui la première chose que tu m'annonces c'est que je n'ai pas de cancer. Merci, ça n'aurait pas été grave, en effet... »

Je l'injuriais dans ma tête. Si j'avais pu, je l'aurais cogné.

– Jean-Marc, je vais te laisser te réveiller, plus tard je t'expliquerai exactement ce que les chirurgiens t'ont fait, en attendant tu vas encore rester en salle de réanimation quelques heures. Et puis on t'enlèvera les tubes, tu pourras donc parler, on débranchera tous les fils électriques qui assurent le contrôle de toutes tes réactions, et puis on te ramènera dans ta chambre, où tu pourras commencer à recevoir des visites dans deux ou trois jours... Jean-Marc, encore une chose, ne t'inquiète pas pour tous ceux qui t'aiment. Je peux t'assurer maintenant qu'ils ne tiendraient pas dans l'hôpital ! Tes femmes sont là. Elles attendent là depuis trente-six heures. Je ne peux pas les faire entrer mais elles savent que tu es sauvé maintenant. Allez, tu vas te reposer. Mais les médecins sont contents et fiers de leur malade...

Lorsqu'il repartit, je l'entendis murmurer à une infirmière de garde :

– Tout va bien maintenant. On a eu beaucoup de chance.

Allongé dans ce lit de réanimation, entubé et ficelé de toutes parts, j'avais toujours du mal à le croire. Je me demande d'ailleurs si j'avais envie de le croire.

« De la chance oui, mais la chance de vous connaître vous, monsieur François Krainik, vous et votre bande de médecins copains et fous de médecine, passionnés. »

Allongé sur la pelouse de *La Sourdière*, j'y demeurai longuement, à contempler le gros poirier qui devait avoir deux cents ans, scrutant la surface des étangs, guettant les brochets et les carpes... Plus haut, la maison s'illuminait au soleil couchant.

Je suis resté une heure ou deux à laisser les larmes couler. Je regardais les champs derrière, puis cette forêt des Avaloirs qui noircissait avec le coucher du soleil et se recouvrait d'un halo de brume.

Lee avait ouvert la maison et rangé les affaires. J'entendis une voiture monter le chemin, puis ralentir en arrivant à la barrière que nous n'avions pas refermée. Elle s'engagea dans la propriété puis se gara derrière la maison. J'entendis deux portières claquer. Une visite. La première ici depuis deux mois.

II

Un week-end comme les autres

J moins trois. Huit heures du soir. Pour des millions de Français, ce dernier vendredi de juin démarrait par la météo du week-end. Avant de passer l'antenne à Claire Chazal qui présentait les journaux comme chaque fin de semaine, Évelyne Dhéliat avait détaillé cet anticyclone installé sur l'Europe qui promettait du beau temps pour les trois ou quatre jours suivants.

Nous étions arrivés en fin d'après-midi à *La Sourdière*, où deux ou trois copains devaient nous rejoindre. Avec un programme d'enfer : dormir, taper des balles de golf, et buller près de la piscine puisque le soleil était de la partie.

Dès le printemps, la maison ne désemplissait pas. J'y avais installé tous les ingrédients nécessaires au délassement : espace, confort et jeux. Nous étions à deux cents kilomètres de Paris, perdus dans la forêt.

Les amis, les enfants et leurs copains ne se privaient pas d'envahir ce territoire. *La Sourdière* était assez grande pour permettre à chacun de vivre sa vie sans gêner les autres.

Depuis près d'un an, Lee avait pris l'habitude de m'accompagner le week-end. Elle avait, semaine après semaine, investi les lieux, y mettant peu à peu sa touche dans la déco. Elle ne devait pas s'y sentir trop mal. J'avais l'impression que la maison aussi vivait mieux.

Dans cette grande bâtisse j'avais accumulé toutes mes affaires, livres, archives, souvenirs. J'ai toujours été incapable de jeter quoi que ce soit. Je gardais systématiquement tout ce qui était passé à un moment ou à un autre entre mes mains.

Pour les autres, rien de tout cela ne présentait d'intérêt. Il n'y avait aucun objet de valeur.

Pour moi, ça tenait lieu d'assurance contre les risques de la vie, et ça marchait puisque chaque fois que j'avais un accident de parcours ou que je butais sur le moindre dysfonctionnement, je pensais à cette maison, à ce qu'il fallait y faire ou y changer, et du coup, je me sentais mieux. Un peu comme le Petit Poucet qui sème des cailloux.

J'avais la collectionnite aiguë, à commencer par les voitures miniatures, et notamment les cabriolets anglais, de couleur verte – *of course* – avec des roues à fils. J'avais réussi, par exemple, à trouver tous les modèles réduits d'Austin Healey.

Beaucoup moins classe, je possédais une collection

d'étiquettes de boîtes de fromage. Près de cinq cents. Sans parler de l'inévitable série de boules neigeuses rapportées du monde entier par moi-même et les copains qui m'en offraient. La boule neigeuse, l'objet le plus ringard qui soit, était devenue le petit cadeau le plus chic et le moins cher. Au rayon kitsch je devais même avoir gardé les disques de Chantal Goya ou de Luis Mariano avec toute une collection de trente centimètres, vinyls rescapés des années soixante.

J'avais réuni des milliers de livres et de magazines, parmi lesquels une collection complète de *L'Illustration*. Un siècle d'information sous forme d'hebdomadaires illustrés et reliés que j'avais sauvés du dépeçage en les rachetant à un ami qui ne pouvait pas payer ses impôts. Cet ancêtre de *Paris-Match* représentait pour moi le plus gros des investissements que j'espérais bien conserver, à condition que les souris ne se nourrissent pas trop avec les comptes rendus de la guerre de 1870 – bizarrement elles avaient commencé à s'attaquer au portrait de Bismarck, mais je m'en étais aperçu et j'avais très vite mis en place une ligne de défense.

Comme tous les journalistes, je recevais énormément de livres, une douzaine par semaine, ce qui au bout de vingt-cinq ans de métier représentait déjà une part non négligeable de la production éditoriale française. Le problème étant que, compte tenu de ma spécialité, je ne peux pas dire que ces livres étaient d'une portée universelle. Je les avais simplement parcourus au cas où j'aurais rencontré l'auteur.

Le *Traité de marketing mixte* par exemple, écrit en 1980 par un professeur d'HEC qui annonçait l'avènement d'une société française dont les entreprises « libérées du joug de l'État seraient capables d'affronter la concurrence étrangère ». Ce bouquin m'avait beaucoup impressionné et j'en avais fait des critiques élogieuses car j'y voyais l'annonce d'une société libérale qui aurait su marier l'efficacité du système américain et la générosité du modèle européen. Par la suite son auteur était devenu l'un de mes amis.

J'ai appris quelques mois plus tard que le livre s'était vendu à cinq cent quarante-deux exemplaires exactement, y compris les achats de la bibliothèque d'HEC dont mon copain était trésorier. J'aurais dû me douter qu'il ne correspondait pas forcément à l'attente massive du marché.

Quand François Mitterrand a été élu président de la République, un an plus tard, et qu'il a engagé la nationalisation d'un bon quart de l'économie française, je n'avais plus aucun doute sur la capacité des économistes à se tromper.

Je n'ai pourtant jamais pu me débarrasser de cet ouvrage, ni d'aucun autre. Ce qui fait qu'aujourd'hui j'ai encore les quatre éditions du manuel de Paul Samuelson, et les cours d'économie politique de Raymond Barre : le plus grand économiste de France y a quand même expliqué à des générations d'étudiants que tout allégement de la fiscalité était impossible à réaliser dans les sociétés occidentales. Un monument de social-démocratie.

Inutile d'ajouter que je n'ai pas davantage réussi à donner ces livres. Je ne vois d'ailleurs pas qui aurait pu accepter ce genre de cadeaux. On m'avait suggéré de les remettre à des hôpitaux ou à des maisons de retraite. On m'avait dit que Bernard Pivot le faisait. Sûrement. Mais moi je ne me voyais pas arriver auprès d'enfants malades avec une valise de livres consacrés à la stratégie financière d'un holding installé dans un pays émergent miné par le sida. L'égoïste que j'étais s'était fait une raison : j'entassais tout.

Pour caser ces reliques, j'ai eu besoin de place. De plus en plus de place. Pendant vingt ans je n'ai donc pas cessé d'agrandir cette maison, y engouffrant le plus clair de mes économies. J'y ai d'abord fait construire des bibliothèques, puis un grand salon où j'ai installé un vieux piano à queue avec la ferme intention de travailler les leçons que je m'étais juré de prendre depuis mon plus jeune âge. Comme il fallait s'y attendre, la grande cheminée a servi beaucoup plus souvent que le piano. Mais ce piano me rassurait.

Plus tard il a fallu transformer un garage en maison d'amis ou d'enfants où ni les amis ni les enfants ne se sont installés. J'y ai en réalité logé d'autres reliques.

Et puis il a fallu reconstruire un garage pour

abriter mes deux vieilles voitures auxquelles je tenais comme à la prunelle de mes yeux.

Une Morgan, coupé deux places, moteur Fiat, d'un beau vert anglais, un rêve d'ado, qui ne servait qu'à aller chercher le journal à onze kilomètres, chaque dimanche matin, et encore fallait-il qu'il ne pleuve pas trop. Une voiture splendide, inconfortable au possible, au châssis en bois. Manufacturée à la main, cette voiture roule toujours merveilleusement bien... quand elle est de bonne humeur.

Et puis une Range Rover quatre places, deux portes, un peu fatiguée, rêve d'adulte forgé lors d'un Paris-Dakar dont j'avais suivi deux étapes dans le désert du Ténéré. C'était à l'époque de Thierry Sabine et de Daniel Balavoine.

À Paris, la Range était à la mode. Le 4 x 4 servait surtout à franchir les trottoirs des Champs-Élysées. J'en avais dégoté un vieux qui engouffrait trente litres d'essence aux cent kilomètres et presque autant d'huile. Tout cela pour faire le tour de la forêt des Avaloirs et gravir le point culminant de l'Ouest.

La Sourdière devait ressembler à un capharnaüm. Assez ordonné quand même, j'étais le seul à savoir comment tout était rangé. Tout dans la tête. J'avais le mot de passe et je trouvais cette situation très satisfaisante.

Lee avait commencé à nettoyer les placards, dégager de l'espace et trier les vraies saletés, sans que cela me donne des boutons ou provoque des grognements d'agacement. Elle introduisait un ordre nouveau mais se gardait bien de faire table rase du passé.

Notre relation se résumait d'ailleurs à ces week-ends plus que réguliers qui permettaient de décompresser du travail de la semaine. À Paris, nous habitions chacun chez soi. Elle, seule. Moi avec ma famille ou ce qu'il en restait.

Depuis plus d'un an j'essayais de gérer une séparation qu'au fond de moi je ne souhaitais pas mais dont j'avais créé toutes les conditions. Classique. J'étais le clone exact de tous ces mecs décrits périodiquement par *Cosmo*, *Marie-Claire* ou *Elle*, cobayes à la fabrication de tous les tests des journaux féminins :

« Vous aime-t-il encore ? Les 20 questions qu'il faut vous poser. »

« Comment vivre sa vie de couple après 50 ans ? »

« Pourquoi rentre-t-il si tard ? »

« A-t-il encore envie de moi ? »

« Je pense qu'il a une maîtresse. Les 15 questions pour en être sûre. »

« Dois-je le quitter s'il me trompe ? »

« Comment calculer une pension alimentaire ? »

J'étais le cas typique du mec qui vers cinquante ans s'aperçoit qu'il n'a pas vu ses enfants grandir, mais qui s'imagine que d'avoir travaillé comme un bœuf pendant vingt ans lui donne une légitimité pour faire ce qu'il veut tout en ayant droit à un brevet de bon-père-bon-mari à vie.

Je suis marié à Lolo depuis près de vingt ans. Tout

le monde l'appelle Lolo car son vrai prénom, Laurette, ne lui plaît pas. Elle est médecin et les enfants l'ont surnommée docteur Bobololo. Elle a une conception très décontractée de son métier et la réputation d'être un excellent praticien, mais incapable d'exercer la médecine dans un but très lucratif.

Au bout de vingt ans de vie commune j'ai complètement abandonné l'ambition de rentabiliser le cabinet médical et Lolo s'est habituée à ce que je paye les échéances.

Comme dans beaucoup de vieux couples, les questions d'argent sont devenues des sujets de discorde. D'autant plus violents que je me sentais fatigué, lassé par la façon d'exercer mon métier.

J'aurais voulu gagner du temps. Je n'avais que la possibilité de gagner de l'argent.

Je n'étais pas malade. Quand on partage sa vie avec un médecin, on l'est rarement. On se rassure ou on ignore le mal. Je n'avais jamais été un « patient », comme ils disent, et jusqu'à l'âge de cinquante ans je pensais pouvoir faire n'importe quoi : travailler sans dormir, aller à New York, revenir dans la même journée et enchaîner cinq cents kilomètres en voiture.

Rien ne pouvait m'arrêter. Ma vraie force était de ne pas avoir besoin de sommeil : quatre heures par nuit m'ont souvent suffi, ce qui m'a donné un avantage énorme sur les autres. Depuis mes études, j'ai toujours commencé mes journées avec trois heures d'avance sur tout le monde.

J'ai bien pensé qu'un tel rythme allait, un jour ou l'autre, abîmer un neurone, affoler un ventricule, boucher une aorte avec une boule d'angoisse, mais cette pensée restait complètement théorique. J'avais toujours quelque chose à faire pour chasser de mon esprit ce genre de prémonition.

Je ne faisais pas de prévention particulière. J'allais bien et je voulais que ça aille bien. J'allais bien, sauf que depuis deux ou trois ans je me sentais épuisé. Mes plaintes de plus en plus fréquentes avaient le don d'agacer Lolo.

– Cesse de te plaindre, les vrais malades, je les connais ; ils sont bien incapables de faire le tiers de ce que tu fais. Si tu es souffrant, tu t'arrêtes.

Facile à dire, d'autant que je n'avais pas forcément envie d'arrêter. Envie de quoi, au fait ? Lolo n'a pas entendu, et pas compris.

J'ai rencontré Lee un matin où j'étais particulièrement vidé de toute énergie. J'étais passé dix fois à côté d'elle et ce matin-là je n'ai vu que ses cheveux blonds, ses jambes immenses et son air de chien battu.

La trentaine passée, elle était attachée de presse pour quelques chefs d'entreprise en mal de médiatisation. Elle voulait me présenter l'un d'eux, qui possédait un potentiel de carrière important. En réalité, il avait surtout besoin, comme tous les autres, de se montrer à la télé pour épater ses actionnaires auxquels il allait sans doute annoncer qu'il ne verserait pas de dividendes cette année.

« On a fait un exercice excellent mais je dois, compte tenu de la conjoncture et de la concurrence internationale, vous demander un effort particulier afin de dégager des moyens pour investir. » Je connaissais par cœur ce type de discours que les P-DG servent tantôt en assemblée générale d'actionnaires, tantôt en comité d'entreprise.

Je n'ai rien écouté du tout, j'ai regardé Lee et j'ai accepté tout ce qu'elle suggérait pour son client.

À partir de ma rencontre avec Lee, j'ai beaucoup mieux supporté ma fatigue, même si elle ne s'était en rien apaisée. Mes rapports avec Lolobobo sont devenus de plus en plus délicats – le résultat des tests de *Marie-Claire* ne lui laissait plus guère de doutes sur la réalité de notre relation.

Professionnellement, on me disait évidemment que je n'avais pas à me plaindre. À force de travail, de chance, de rencontres et de nuits sans sommeil, j'étais devenu l'un des journalistes spécialisés en économie parmi les plus connus, les plus courtisés et par conséquent les plus influents – c'est du moins ce que l'on pouvait supposer. Je laissais croire mais je n'étais dupe de rien, ce qui, l'âge aidant, me vouait certains jours au cynisme le plus total. Je n'étais rien. La chaîne de télévision qui m'employait était tout.

Depuis belle lurette, je savais que cette pseudo-autorité était juste la partie émergée du pouvoir, bien réel celui-là, qui n'appartenait qu'au média.

Vu de l'extérieur, j'étais sans doute un modèle de carrière. Je jouissais d'une liberté éditoriale totale, dans ce pays profondément colbertiste, je pouvais assener chaque fois que l'actualité m'en donnait l'occasion une pédagogie du système libéral.

En bref je pense à présent que la carrière que beaucoup m'enviaient tenait à bien peu de chose.

Je savais lire un bilan d'entreprise, ce qui n'était pas donné à beaucoup de journalistes. Je savais aussi qu'on ne pouvait dépenser que ce qu'on avait gagné, et là je n'avais aucun mérite puisque j'ai entendu mon père le dire sur tous les tons, et tous les jours, pendant toute mon enfance.

Je me suis rapidement aperçu qu'on ne pouvait compter que sur soi-même, je n'ai pas arrêté de le répéter en ajoutant que le monde n'évoluait que sous les coups des égoïsmes humains. En France, où, pour être à la mode et être reçu dans les salons, il fallait tenir un discours de gauche, je suis longtemps passé pour un affreux de droite, à tel point que je suis devenu un objet de curiosité pour beaucoup, un inculte militant de Schumpeter pour d'autres, ce qui pour les keynésiens bon teint est un pléonasme.

Les hommes de pouvoir, d'influence et de média me recevaient et me toléraient parce que dans un climat dominé par la culture d'État, mon libéralisme leur servait d'alibi auprès de ceux qui auraient pu leur reprocher leur sectarisme.

Quand j'étais très jeune, ma mère rêvait que je devienne instituteur.

– C'est un métier utile, disait-elle, car il rend un

vrai service, c'est payé correctement, on est logé, et c'est un métier sûr car on est fonctionnaire.

Les ambitions de ma mère avaient le don d'agacer mon père. Il avait créé son entreprise après la guerre, il avait beaucoup galéré et considérait qu'il n'avait pas tant travaillé pour voir ses enfants entrer dans la fonction publique. Pour lui c'eût été du gâchis.

Mon frère, ma sœur et moi avons donc bénéficié de tout le nécessaire pour mener à bien les études supérieures que nous souhaitions faire. Nous avons tous les trois quitté Alençon pour nous installer chacun dans une ville universitaire différente. Aux yeux de ma mère, c'était une dépense considérable, à ceux de mon père un investissement que nous devrions rentabiliser.

Aux nôtres, c'était une bénédiction. Les premiers bienfaits de la mobilité. Pour beaucoup, l'intérêt de faire des études supérieures se trouve moins dans la formation et les compétences acquises que dans les avantages innombrables du nécessaire éloignement du cocon familial. C'est d'ailleurs pour cette raison que j'ai toujours été très critique à l'encontre de ces maires qui militent pour qu'on installe des antennes universitaires sur leur commune. Ces installations font peut-être très chic dans le bilan municipal mais privent des jeunes d'un oxygène qu'ils n'auront ainsi pas l'occasion de trouver ailleurs.

On ne manquait de rien, ce qui était déjà bien dans la France d'avant 1968. Nous entamions nos études supérieures dans des conditions confortables. Une voiture, un appart, et un peu d'argent, c'est-à-dire suffisamment pour ne pas avoir à travailler tout en suivant les cours, comme le faisaient tant d'étudiants.

Une telle situation nous faisait passer aux yeux des boursiers pour des gosses de riches mais ne trompait aucunement les enfants de bourgeois, les vrais, les fils d'avocats, de chirurgiens ou d'éleveurs pour lesquels nous n'étions en fait que des ploucs. Quoi qu'il arrive, ils deviendraient avocats ou notaires, ils reprendraient la clinique où leur père a opéré à la chaîne toutes les appendicites du canton, ce qui leur a permis d'ajouter une villa à Cannes, ou un appartement aux Arcs, ou même les deux, au patrimoine familial. Quand ce n'était pas un petit voilier de croisière dans le port de La Rochelle.

Si on y réfléchit, c'est fou ce que la Sécurité sociale a animé le marché immobilier dans les années 1970-1980 et fait la fortune de Bénéteau.

Les fils d'éleveurs, nombreux dans l'Orne, passeraient l'agro et s'installeraient tout naturellement dans le haras familial.

Tous ces gens se sont beaucoup agités en mai 1968 mais il faut bien reconnaître qu'à l'époque leur problème essentiel était de savoir où ils allaient passer les vacances de printemps, dans le chalet de Val-d'Isère ou dans la villa des grands-parents à La Baule. Vous parlez d'un programme politique.

Mon père à moi nous a permis de réaliser nos

projets à condition que nous fassions effectivement ce que nous avions promis de faire. Bref, à condition que ça marche. Il s'était donné vis-à-vis de ses enfants une obligation de moyens. Nous avions en contrepartie une obligation de résultats.

Dire que tout ce qu'on a entrepris l'a toujours satisfait serait exagéré, mais il n'a jamais montré la moindre inquiétude. Pourtant il aurait eu quelques raisons d'être inquiet parfois.

Mon frère s'est investi dans l'industrie du bâtiment, par atavisme sans doute. Ma sœur a fait preuve d'une liberté qui aurait fait exploser n'importe quelle autre famille de la France d'en bas, programmée pour attendre l'ascenseur social, puisqu'elle est devenue comédienne. Intermittente du spectacle. Cette expression avait le chic de mettre mes parents en colère.

Pour ma part je ne savais pas vers quelle profession me tourner. Je suis donc devenu prof, plus exactement enseignant à la fac, quand on me l'a proposé, parce que c'était le meilleur moyen de ne pas s'engager et de poursuivre des études tout en faisant semblant d'être utile. Ma mère était heureuse car j'étais presque fonctionnaire et mon père n'était pas mécontent car il avait compris que ce n'était qu'une situation d'attente.

Il m'a toujours laissé entendre que je méritais mieux. Il aurait été ravi que je me mette à mon compte, que la fibre libérale-créatrice-d'emploi qui l'avait animé se perpétue. En fait, ma vraie passion, ma mère avait raison, c'était l'enseignement.

Quand je me suis mis à tâter du journalisme, c'était pour assouvir cette envie d'expliquer, d'apprendre, de convaincre et de séduire.

Mon père n'a évidemment pas compris cette dimension d'un métier que de toute façon il ne prenait pas très au sérieux, et qui en outre n'avait pas la réputation d'être bien rémunéré.

Bref il n'était pas loin de penser que je me fourvoyais, jusqu'au jour où j'ai commencé à passer à la télévision. Ce jour-là il a su que j'existais. Il pouvait en parler avec ses voisins, ses amis. Peu lui importait ce que je pouvais dire, ce qui comptait c'était que je sois présent. Les cheveux coupés et la cravate bien droite.

La cravate surtout. Je me suis très vite aperçu qu'on pouvait pardonner beaucoup de bourdes à un journaliste de télévision. On lui pardonnait difficilement des erreurs dans le choix de ses cravates. Des fautes de français, pourquoi pas. Des fautes de goût, jamais.

Ce métier me donnait, semblait-il, tous les droits. Sauf celui de tomber malade. Je n'étais jamais tombé malade de ma vie au point de m'arrêter de travailler.

Ce vendredi soir, à huit heures vingt, j'ai abandonné la télévision et le journal qui s'éternisait pour me faire couler un bain. Le week-end était le seul moment de la semaine où j'avais le temps de barboter dans la baignoire. Et je ne m'en privais pas. Matin et soir.

– Il est prêt, mon vieux, me dit Lee avant d'ajouter : bain pour toi, massage pour moi.

– Et si on faisait l'inverse, bain pour toi et massage pour moi ?

– Impossible, dit-elle, je ne sais pas faire les massages.

– Menteuse. Mais tu sais, je ne me sens pas bien, ce soir, je ne sais pas ce que j'ai, je vais me coucher très vite après le bain. On essaiera d'aller au golf demain si tu en es d'accord.

– Je suis d'accord, mais je connais un remède qui va te remettre sur pied.

J'étais vautré dans un fauteuil près de la cheminée. Elle avait commencé à déboutonner la robe bleue qu'elle enfile en arrivant en week-end. Elle s'approcha doucement et c'est alors que j'aperçus ses jambes. Le seul dessin de ses cuisses m'excitait. Sensation irrésistible que de glisser la main dans cet entrejambe qui s'offrait, humide et tendre. L'odeur de son ventre, puis de son sexe...

– Alors, c'est vrai que tu ne te sens pas bien ?

III

Une banale douleur à l'épaule gauche

J moins deux. Samedi matin. Depuis que je faisais de la radio, j'avais pris l'habitude de me lever très tôt : tous les jours de la semaine, quoi qu'il arrive, été comme hiver, en vacances ou pas, j'ouvrais l'œil vers six heures et sautais du lit.

La radio, si je voulais que ça marche, je devais la pratiquer le matin et en direct. Quand je servais des chroniques enregistrées la veille au soir, l'auditeur s'en apercevait, et au bout d'un moment il zappait.

Stéphane Paoli, qui conduit sur France Inter la tranche du matin – la plus stratégique –, a bien compris cette nécessité du direct. Il l'impose à tous les journalistes. Il a d'ailleurs réussi à redresser l'audience. D'une façon générale, nous pensions que l'auditeur comme le client du restaurant peut accepter de manger ou d'écouter du surgelé de temps en temps mais qu'en général il préfère les produits frais.

L'obligation de me lever tôt participait en outre à mon hygiène de vie, c'était une forme de jogging cérébral sans lequel je me serais senti mal une partie de la journée. Ce « jogging » me donnait aussi un avantage sensible sur tous mes confrères et collaborateurs. C'est du moins ce que je croyais.

Très tôt le matin, j'avais en effet déjà parcouru tous les journaux, je savais l'essentiel de ce qui avait été diffusé sur toutes les radios, j'avais survolé les dépêches, lu tout ce qui s'était écrit depuis la veille au soir. Je savais ce qui s'était passé à la Bourse de New York la nuit précédente et la réaction des marchés asiatiques au petit matin. Ajoutons à cela que j'avais déjà appelé quelques insomniaques de mon genre et surtout discuté avec quatre ou cinq copains qui travaillent dans des salles de marché.

Ces énergumènes gèrent pour le compte de banques et d'institutions financières des capitaux considérables. Ils vendent et achètent toute la journée des actions, des obligations, des options, prennent des positions, des risques, et sans qu'on le leur demande, spéculent parfois pour leur propre compte, comme des laquais sur un champ de course.

Ces *golden boys* ont jadis gagné beaucoup d'argent. À trente ans, ils roulaient en Porsche ou en Ferrari, ils s'étaient déjà payé un appartement de cent quatre-vingts mètres carrés à Paris, avenue

Bugeaud, et une villa à Saint-Tropez dans laquelle ils n'avaient bien entendu pas le temps d'aller...

Depuis les années 2000 et l'explosion de la bulle Internet, beaucoup s'étaient expatriés, les plus sages ayant pris une retraite dorée. Pour des raisons fiscales, ils avaient choisi d'habiter Bruxelles, Genève ou Lugano, des ports de pêche célébrissimes où on s'ennuie mortellement au bout d'un moment. Ils avaient beau n'avoir que trente-cinq ans en moyenne, après dix ans de stress spéculatif, ils avaient fait fortune mais ils étaient physiquement épuisés.

Ceux qui avaient tenu le coup continuaient de travailler et attendaient une reprise de la Bourse, certitude pour eux de faire fortune une deuxième fois ou de se ruiner définitivement.

La planète financière ne s'arrêtant jamais de tourner, ils arrivent à leur bureau vers sept heures, soit deux heures avant l'ouverture officielle des marchés en Europe. Ils peuvent ainsi anticiper la tendance sur la base de ce qui s'est passé dans la nuit. Ils savent donc tout avant tout le monde.

Chaque matin, j'avais un rendez-vous téléphonique avec certains d'entre eux et du coup j'avais l'impression moi aussi de tout savoir avant tout le monde.

Le samedi et le dimanche n'échappaient pas à la règle. Sauf que le week-end, le programme était, par la force des choses, un peu moins chargé. En clair, j'étais condamné à l'inactivité. Il n'y avait pas de journaux économiques et financiers à compulser, pas de dépêches à parcourir, pas de copains à appeler puisque les marchés sont fermés dans le monde entier.

Alors j'aurais pu me tuyauter sur la tendance du marché gris, sorte de marché parallèle organisé en dehors des heures officielles de cotation. Des transactions sont gérées par des intermédiaires pour satisfaire certains de leurs clients. Elles sont officiellement enregistrées à l'ouverture des cotations.

Les praticiens ont en général une bonne connaissance du marché gris, ils se renseignent. Ils savent aussi le volume des ordres qui remontent de la province et qui ont été passés dans la nuit ou pendant un week-end. Avec toutes ces informations, ils peuvent se faire une idée de l'équilibre prochain du marché. Ils ont donc une idée du prix de l'action qui sera fixé.

En clair, s'il y a beaucoup d'offres, les prix vont forcément baisser. S'il y a beaucoup de demandes, les prix ont toutes les chances de monter dans la journée.

Tout cela n'est ni accessoire ni anodin. Les opérateurs – comme on les appelle – qui sont suffisamment bien renseignés sur ce qui se passe hors séance peuvent très bien en profiter pour leur propre compte. Il suffit qu'ils se portent contrepartie de la tendance qu'ils connaissent pour empocher la différence dès l'ouverture. Ni vu, ni connu. Le petit épargnant se fera toujours avoir par ce type de requins, car lui, il n'aura jamais l'info. Déontologiquement, c'est quand même limite.

Les autorités boursières ont assez peu de moyens pour contrôler et sanctionner tout ce qui se prépare hors marché. La nuit tous les chats sont gris.

À la réflexion, je reconnais qu'il faut être passablement obsédé par le boursicotage pour avoir envie de savoir ce que traficote une poignée de spéculateurs invétérés dans la nuit de vendredi à samedi.

Hormis ce type de fièvre qui heureusement ne me prenait pas très souvent, j'étais d'une certaine façon assez désœuvré le samedi matin au réveil. Si je ne voulais pas subir les foudres de ceux qui vivaient avec moi, j'avais néanmoins intérêt à me faire discret.

Le café à peine avalé, je sortais faire un tour. J'allais attendre que le boulanger ouvre sa boutique. S'il faisait beau, je faisais tourner la Morgan qui était d'un naturel assez capricieux, ou alors je m'installais dans un coin de la terrasse à bouquiner. Les heures ainsi passées à attendre que la maison se réveille ou que la campagne s'éclaire étaient les meilleures de la journée.

Ce matin-là, une fois réveillé, je n'avais nullement envie de me lever. Une douleur sourde et lancinante à l'épaule gauche m'occupait l'esprit. J'avais beau me retourner dans tous les sens, je ne parvenais pas à l'oublier. J'avais pourtant dormi normalement.

« Une mauvaise position, me dis-je, un muscle froissé ou vexé de ne pas avoir assez travaillé. »

J'ai donc entrepris de remuer et de réchauffer mon épaule, et surtout décidé de ne plus y penser.

Le problème est qu'on a beau décider de ne plus y penser, la douleur s'impose, sournoise, rampante. Qui vous oblige à frotter, puis à bouger, à vous retourner.

– Qu'est-ce que tu as ? me demanda Lee dans un demi-sommeil.

– Rien... Enfin si, j'ai un peu mal à l'épaule.

– Ça va passer. Tu ne te lèves pas ?

Me lever, oui, c'était peut-être la seule solution pour ne plus avoir mal à l'épaule.

Ne jamais se plaindre, disait mon père. On ne se plaint pas dans la famille. On n'en gamberge pas moins.

Le moindre bobo dégénère dans certains esprits désœuvrés en cancer quasi généralisé avec métastases galopantes jusqu'au bout des ongles. L'apparition des rubriques « santé » dans les magazines a entraîné celle d'une multitude de maladies qui nous minent la vie quotidienne mais qui ne nous conduisent pas chez le médecin pour autant. Je n'y allais jamais. Je ne crois pas y être allé une seule fois en quinze ans. J'aurais eu trop peur qu'il découvre quelque chose de grave. Je faisais donc l'autruche.

Cette attitude stupide avait le don d'énerver au plus haut point Lolo, qui parvenait toujours à calmer ce genre d'angoisse par une plaisanterie et un verre d'eau sucrée.

Elle l'avait fait pendant presque vingt ans. Aujourd'hui Lolo n'était pas avec moi.

– Marie, c'est papa...

– Oui, je t'ai reconnu, qui d'autre que toi pourrait m'appeler à cette heure ? Tu sais l'heure qu'il est ? Aucun de mes amis n'oserait téléphoner un samedi aux aurores...

– Il est presque neuf heures, je ne te réveille pas ?

– Comment tu ne me réveilles pas, bien sûr que non, j'allais me coucher tout juste, quelle chance... Tu me réveilles, évidemment que tu me réveilles... On est samedi matin, papa, et en dépit de toutes tes relations tu n'as pas encore réussi à rétablir le travail obligatoire le samedi.

– Bon alors puisque tu le prends si mal je te rappelle plus tard.

– Non, maintenant que je suis réveillée, le mal est fait. Qu'est-ce que tu voulais me dire ?

– Rien de spécial. Je t'appelais pour avoir de tes nouvelles. Tu es à Paris ?

– Où veux-tu que je sois puisque tu appelles à Paris ! Mais t'es chiant, toi ! Tu connais Bigard ? Il a des sketchs comme ça... des mecs qui arrivent au restaurant :

« – C'est pour dîner ?

« – Eh non, con ! C'est pour jouer au tennis...

« – Vous êtes deux pour dîner ?

« – Pas tout à fait, con ! Y a un car de Japonais qui nous suit.

– Tu sais que je suis plus vieux que toi. Tu me dois le respect. Tu te fous de moi, je le sens.

– Absolument pas ! Je t'aide... Bon maintenant sérieux, papa, je te connais par cœur, si tu appelles c'est qu'il y a quelque chose qui ne va pas ou que tu t'ennuies...

Ma fille a vingt-cinq ans, et j'entretiens avec elle des rapports disons normaux de père à fille. Pour résumer, je lui pardonne tout, et elle ne me pardonne rien. Elle a toujours prétendu que c'était l'inverse. Des rapports normaux donc. On s'aime énormément mais pas toujours au même moment.

Je pense secrètement qu'elle me ressemble beaucoup mais je me garde bien de le lui dire car elle me soupçonnerait aussitôt d'égocentrisme aggravé. D'autres que moi le lui ont dit et je sais que ça ne lui a pas trop déplu. À moi non plus. Je me suis toujours reconnu en elle.

J'ai beaucoup d'admiration pour Marie, je l'ai vraiment découverte quand elle est arrivée sur ses dix-huit ans. Avant, je dois l'avouer, je ne m'en étais guère préoccupé. J'avais l'impression qu'elle n'avait pas besoin de moi. Le lycée, les années de prépa, Henri-IV, ses copains que je ne connaissais pas l'avaient accaparée. Quel con j'étais !

Aujourd'hui, je la trouve belle, brillante. Je la trouve intelligente. Plus que moi en tous les cas. Je la trouve surtout assez bien dans ses baskets en regard des épreuves qu'elle venait de traverser. Je l'admire surtout pour la force, la générosité et la dignité qu'elle avait déployées au cours des deux années précédentes.

Elle vit seule dans un appartement à Paris depuis la mort de son ami. Le garçon avec lequel elle partageait tout depuis la fin de ses études a été foudroyé par un cancer au cerveau quelques semaines avant la date fixée pour leur mariage.

C'était un bel amour, un beau projet comme j'avais été incapable d'en mener un pour moi-même, et il avait explosé en plein envol. Quelle vacherie ! Quelle injustice !

Ma fille avait assumé près d'un an d'agonie. Pendant ces douze mois, examen après examen, chimiothérapie après radiothérapie, IRM et scanner, elle avait accompagné cette vie qui s'en allait et qui était un peu la sienne.

À vingt-cinq ans, c'est comme si elle s'était retrouvée veuve. Ce garçon était mort, il y avait trois mois à peine. Depuis ce drame, je l'appelais au téléphone le plus souvent possible pour écouter le ton de sa voix, sentir son état d'esprit. Me dire chaque fois que j'aurais pu l'aider davantage, que je pourrais l'aider plus mais que je ne sais pas comment. Je me rendais compte que l'on est vraiment impuissant face à la douleur des autres.

Ce matin, le diagnostic était clair. Elle était visiblement en forme et cette capacité à vivre, à réagir, à se secouer me donnait de l'énergie. C'était le monde à l'envers. Logiquement, elle aurait pu s'écrouler, se traîner, se désespérer de tout et même se révolter. Alors qu'elle aurait pu avoir besoin de moi, c'est moi qui trouvais en elle les raisons de marcher droit...

– Alors, qu'est-ce qui ne va pas ? dit-elle.

– Non, j'ai simplement mal à l'épaule ce matin, un muscle sans doute.

– Tu as bien dormi... ?

– Oui.

– Lee est là ? Qu'est-ce qu'elle en dit ?

– Lee dort.

– Mais ça te fait mal comment ?

– Une espèce de douleur musculaire. J'ai dû dormir dans une mauvaise position. Ça me fait mal quand je bouge l'épaule.

– Tu devrais appeler Lolo, elle t'indiquerait une pommade.

– Lolo, elle m'enverrait promener si je l'appelais.

– Mais je croyais qu'un médecin ne pouvait pas refuser de soigner un malade ? C'est de la non-assistance à personne en danger.

– Bien sûr, bien sûr, mais tu sais que depuis que ça ne va plus bien avec Lolo elle refuse de me donner la moindre prescription sous prétexte qu'un médecin ne peut pas soigner les membres de sa famille...

– *Bullshit*, la famille n'existe plus...

– Non, mais je ne crois pas que ce soit grave. Je verrai dans la matinée. Dès que Lee sera réveillée, on va partir au golf et ça passera.

– Mais tu ne vas pas pouvoir jouer au golf !

– Et quoi encore ! Tu en as beaucoup des comme ça ? Bien sûr que je vais jouer !

– Donc, tu n'es pas mourant, je vais pouvoir me rendormir.

– C'est cela... moque-toi. Tu es infréquentable.

– Au fait, papa, où en es-tu dans tous les examens que tu devais faire pour l'œil ? Cet œil te gêne toujours ?

– Je vais les faire, ces examens, jusqu'à maintenant je n'ai pas eu le temps... Ne t'inquiète pas !

– Mais ça va faire trois semaines maintenant que tu as eu cet accident, tu as tous les rendez-vous et tu n'y vas pas... Tu es vraiment chié, toi. Papa, il faut que tu ailles faire ces examens. Ton œil gauche marche normalement ?

Je ne répondis pas. Trois semaines que j'avais, selon mon médecin, pété un petit vaisseau sanguin dans l'œil droit, ce qui occultait une partie de mon champ de vision. Sur le coup, j'avais eu très peur, notamment quand l'ophtalmo m'avait dit que j'aurais du mal à récupérer la vision, mais quelques jours plus tard, j'ai vite compris que je pourrais m'y habituer.

– Papa, tu vas faire tous ces examens, sinon je ne te parle plus... Maintenant, on est samedi matin, il est très tôt. Je vais raccrocher et je dors jusqu'à midi.

Lee s'était levée. Au radar, comme d'habitude.

– Qu'est-ce que tu as fait ? Y a du café ? Et ton bras ?

– Mon bras, ça devrait aller. J'ai moins mal… On va au golf ?

– Oui, il fait beau. Tu me laisses une demi-heure ?

En fait, je n'avais pas le choix, sauf à partir seul, mais je n'en avais vraiment pas envie.

En attendant j'allais mettre mon épaule au soleil histoire de la chauffer. La douleur ne s'estompait pas.

IV

Comme une décharge électrique dans l'œil droit

Paris. Début juin. Il devait être six heures du matin. Comme tous les jours à cette heure-là j'étais sous la douche. Sur le coup je n'y ai pas fait attention. Une petite décharge électrique dans l'œil droit, comme un volet d'appareil photo qui claque, puis qui se rouvre, mais pas totalement. Un vieux Kodak à soufflet dont l'obturateur se serait bloqué à mi-parcours.

Résultat : je me retrouvais avec un léger voile noir qui m'occultait la partie basse de l'écran. Rien de grave, je pensais que mon œil avait été mal réveillé, ou était resté embué avec la vapeur de la douche. Si je l'essuyais, tout repartirait comme avant.

J'avais beau me frotter les yeux, ça ne changeait rien. De toute façon, je n'avais pas le temps. Il fallait y aller.

La douche ne durait jamais très longtemps,

j'avalais ensuite un café brûlant et croquais une galette bretonne tout en enfilant un pantalon et une chemise. Dans le même temps je réussissais à me raser de près et, pour finir, à m'inonder d'eau de toilette. La même depuis vingt ans, à tel point que je ne la sentais plus moi-même et que j'en consommais par conséquent de plus en plus.

Même si à la radio on n'a pas de spectateurs, je mettais un point d'honneur à être correctement habillé tous les matins. Je ne m'imaginais pas arriver au micro comme certains de mes confrères mal rasés, débraillés dans un vieux pull-over. Je pensais que si on a le privilège de débarquer chez l'auditeur à l'heure du petit déjeuner, mieux vaut être propre et sentir bon. Je faisais tout pour être présentable, même si ma chronique ne durait que trois minutes et que je repassais chez moi après.

Ce matin-là, comme tous les autres matins depuis quinze ans, j'avais donc refermé la porte d'une maison qui dormait encore, et je m'étais engouffré dans la voiture. La seule différence est que j'avais beau me frotter l'œil droit encore et toujours, le voile qui m'obscurcissait un bon tiers de la vision ne partait pas.

Ce voile ne m'inquiétait pas, il n'allait pas m'empêcher de travailler. Il m'agaçait, c'est tout.

Dans le studio, cela ne s'est ni vu, ni entendu. Mais à force de m'agacer, cet œil commençait à me tracasser. La première et la seule à pouvoir me donner des informations et me rassurer, c'était Lolo. Après tout elle était médecin.

– Dis-moi, j'ai un truc à l'œil droit depuis que j'ai pris ma douche ce matin...

– Bizarre, je t'ai entendu à la radio tout à l'heure, tu avais l'air en forme.

– Peut-être, sauf que la radio on ne la fait pas avec les yeux, donc si j'ai un problème aux sourcils ça ne perturbe pas le fonctionnement des cordes vocales. Ça ne s'entend pas... et en général j'essaie de faire en sorte que, si quelque chose ne va pas, ça ne se sente pas trop.

Lolo s'étonnait toujours que les journalistes qui travaillent en direct à la radio ou à la télévision ne soient pratiquement jamais malades ou du moins ne le laissent pas paraître... un peu comme les comédiens qui jouent au théâtre quoi qu'il arrive.

– Depuis que je te connais, tu te plains, ajouta-t-elle, depuis que je te connais, tu as dû contracter toutes les maladies de la planète, et les plus graves. Mais depuis que je te connais tu ne t'es jamais arrêté une seule seconde de travailler. Alors ton bobo à l'œil, je m'en bats l'œil... Tu ne ris pas ? C'est pourtant le genre de plaisanterie que tu aimes bien.

Lolo n'était d'humeur ni à examiner, ni à prescrire, ni même à discuter. D'abord, elle était en retard. Ensuite, notre soirée s'était tellement mal passée qu'elle avait décidé de ne plus m'adresser la parole, considérant que notre couple était définitivement brisé. Je trouvais son attitude désespérante.

Mais j'avais moi aussi renoncé à trouver des marges de négociation. N'étais-je pas coupable ? Si j'étais coupable, je devais être condamné.

En réalité, j'étais fatigué. De plus en plus fatigué. Depuis trois ou quatre ans, je cherchais à le lui faire comprendre. Fatigué du rythme de travail qui était le mien. Fatigué de me lever seul tous les matins. Fatigué de faire des kilomètres en voiture sans savoir où ils me mènent. Fatigué de ne pas pouvoir prendre toutes les vacances auxquelles j'avais droit. Fatigué de ne jamais voyager autrement que pour le boulot, c'est-à-dire très vite. Fatigué que l'on soit fatigué de mes histoires. Fatigué qu'on ne m'écoute pas, qu'on ne m'attende plus pour dîner. Fatigué de ne jamais aller au théâtre. De ne pas avoir le temps. Fatigué de ne pas savoir faire autre chose que travailler. Fatigué de déjeuner en ville. Fatigué de ne pouvoir aimer mes enfants qu'au téléphone. Fatigué de devoir repartir dès que j'étais arrivé quelque part. Fatigué de courir après l'argent. De plus en plus d'argent. Pour payer l'appartement, les vacances, l'école, les cours particuliers, le club de sport, les fringues, les impôts et encore les impôts. Fatigué. Ras le bol. Fatigué de n'avoir plus personne auprès de moi pour m'apprendre à ne rien faire...

Ne rien faire. Le rêve de ma vie. J'en étais incapable à ce moment-là. La tâche était trop difficile. Dès que je m'y essayais, j'avais mal quelque part et je devais m'arrêter de ne rien faire. C'était trop épuisant. J'imagine qu'il y a une quantité de philosophes et de médecins qui se sont penchés sur cet étonnant paradoxe.

Alors bien sûr, depuis quelque temps il y avait Lee qui m'aidait, du moins le croyais-je, à supporter cette fatigue. Mais qu'est-ce qu'elle en avait à faire, de ma fatigue ? Au fond, elle avait trente-trois ans et toute une vie à construire et à rigoler. Fatigué de tout, je ne pouvais ni construire, ni rigoler. Et ce n'est pas Lee qui aurait pu arranger mes affaires avec Lolo.

Ce matin-là, Lolo se foutait royalement de mon œil.

– Tu appelles Christine Brodaty, tu lui expliques ce que tu as. Les yeux, c'est sa spécialité.

– Mais appelle-la, toi. Moi, elle ne va jamais me recevoir. Elle ne va même pas me répondre. Elle va me donner un rendez-vous pour la semaine prochaine et d'ici là j'ai le temps de devenir complètement aveugle.

– Écoute, tu as le téléphone du cabinet, je vais te donner son portable, tu te débrouilles, tu ne veux pas que je fasse ton secrétariat ! En plus tu sais bien qu'elle va te recevoir tout de suite. Elle va s'arranger. Pour toi.

Christine Brodaty avait en effet accepté de me voir tout de suite.

– Tu peux venir maintenant ?

– Pourquoi ? Tu penses que c'est grave ? C'est aussi urgent ?

– Je ne sais pas ce que tu as, mais en fonction de

ce que tu m'expliques, je voudrais t'examiner... Viens ce matin, je te prendrai dès que tu arriveras, je m'arrangerai.

Elle avait fini par m'inquiéter. Je commençais à regretter d'en avoir parlé à Lolo. Je ne devais avoir qu'une saleté dans l'œil. Il aurait suffi qu'on me mette un peu de collyre pour nettoyer tout cela. Mais bon, puisqu'il fallait aller chez le spécialiste, j'y allais.

Christine Brodaty était une consœur et amie de Lolo. Elle avait un cabinet en commun avec son mari et une solide clientèle comme lui.

– Bonjour, tu pensais à quoi pour m'avoir fait venir aussi vite ?

– Non, rien de particulier. Je t'ai vu à la télévision il y a deux jours et tu m'as semblé fatigué.

– Oui, fatigué est le mot juste !

Je ne savais jamais quoi répondre. Les gens me disaient cela comme si j'avais appartenu à une ethnie particulière et c'était peut-être le cas. Laquelle ethnie pouvait être selon les cas ou dangereuse ou bienveillante. Elle suscitait toujours une attention toute particulière. Cette notoriété était plutôt agréable quand il s'agissait de trouver une table dans un restaurant où on n'a pas réservé. Quand c'est un médecin qui décale ses rendez-vous pour vous recevoir, c'était gênant ! Moi, cela me gênait.

– Écoute, je ne vois rien, ce qui pour un ophtalmo va te sembler curieux. Non, très sincèrement je ne sais pas, mais je vais t'envoyer chez un de mes confrères pour qu'il te fasse un examen du fond de l'œil, des vaisseaux... Il te donnera différentes sortes de colorants à absorber afin de bien distinguer les irrigations sanguines... Je vais téléphoner tout de suite.

J'étais piégé, je le sentais, je ne comprenais rien à ce qui m'arrivait. J'étais parti pour une série d'analyses plus compliquées les unes que les autres mais dont le seul effet serait de creuser le trou de la Sécurité sociale. De telles dépenses pour une poussière dans l'œil. Il me fallait temporiser :

– C'est urgent à ce point ? Je pourrais faire cet examen demain, je ne sais pas, moi... On pourrait attendre de savoir si je ne vais pas retrouver une vision normale.

– Tu peux aussi décider de ne pas te soigner... Tu veux attendre quoi ? Moi, je n'attends pas. Je te trouve ce rendez-vous pour dans une heure... Sinon tu te débrouilles et tu ne l'auras pas avant six mois. Je ne veux pas te faire peur, mais dans six mois, ce sera peut-être trop tard. C'est comme tu veux. Tu n'as jamais été malade, toi ?

– Mais c'est grave, ce truc à l'œil ?

– Écoute, ça peut l'être... Tu peux m'appeler dès que tu auras terminé.

Il me fallait traverser tout Paris.

– Allô, oui, c'est moi. Dis-moi, ta copine, elle n'est pas rassurante. Elle veut que je fasse des examens assez sophistiqués. J'en ai marre, j'aurais voulu un collyre, je suis sûr que ça m'aurait nettoyé la vision...

– Tu peux aussi ouvrir un cabinet médical, puisque tu sais tout. Elle fait son travail. Elle vient de me téléphoner pour me dire que tu n'étais pas un client facile. Essaie d'être aimable, parce que je vais te dire une chose : les médecins ne sont pas obligés de te recevoir aussi vite.

– Mais qu'est-ce que j'ai ?

– Je n'en sais rien et elle ne le sait pas encore elle-même. Maintenant j'ai du boulot, ciao.

À dix heures du matin, j'arrivais au fin fond du XVe arrondissement, où j'avais rendez-vous. C'était un centre ophtalmologique d'imagerie et de laser. Un bâtiment sombre mais propre au fond d'une cour. Un hall d'accueil digne d'une petite clinique de province, un comptoir, deux plantes vertes et des chaises bistrot sur lesquelles attendaient déjà une dizaine de patients en feuilletant les inévitables très vieux magazines. La vision de ces anciens *Paris-Match* ou *Gala* ne me faisait même pas sourire. Déjà dans la salle d'attente du cabinet de Lolo, je pestais contre l'ancienneté des journaux...

Avant de mettre les pieds dans un tel établissement je ne savais absolument pas ce qu'on y faisait. « De l'imagerie et du laser ». Je craignais le pire. J'étais attendu.

– Le docteur Salomon Cohen va vous recevoir, mais avant vous allez venir avec moi dans cette cabine à droite au bout du couloir, vous allez boire une lotion colorée et je vais vous faire une injection intraveineuse d'un autre colorant. On attendra une quinzaine de minutes et je remplirai votre dossier. Vous avez votre carte Vitale ?

Je ne savais même pas où j'avais pu ranger ce machin-là. De toutes les façons, je m'en foutais. J'étais pétrifié.

– Monsieur Sylvestre, vous me suivez, je vous conduis chez le docteur Cohen.

Si j'avais pu m'enfuir, je me serais enfui. Ce que je vivais là n'avait pourtant rien de comparable avec ce que j'allais connaître dans les semaines suivantes. Mais je me sentais mal. Mal et seul.

– Alors, qu'est-ce qui vous arrive ?

« Qu'est-ce que j'en sais, ce qui m'arrive, pensais-je. Si je l'avais su, je ne serais pas venu… »

– Bon, on va regarder cet œil, Christine Brodaty qui vous a reçu ce matin m'indique que ça vous est arrivé très tôt en vous levant. Bien, ne vous inquiétez pas, le liquide qu'on vous a demandé d'ingurgiter et celui que l'on vous a injecté servent à faire ressortir les vaisseaux sanguins.

– Oui, sous la douche, j'ai eu comme une décharge électrique.

– Vous êtes fatigué en ce moment ? C'est vous qui travaillez à la télévision ? C'est angoissant votre métier ? C'est stressant ? Qu'est-ce que vous pensez de la Bourse ? Vous ne me répondez pas ? Ne soyez pas surpris, je vais baisser la lumière pour mieux voir votre fond de l'œil.

Comment aurais-je pu lui dire quelque chose, il faisait les questions et les réponses...

– Bon, ce n'est pas mal cette image... Fermez l'œil droit, puis l'œil gauche. Ah, on voit bien, on ne vous a pas loupé. Si je ne m'abuse, vous devez être gêné dans la moitié basse de la vision de l'œil droit. OK... J'ai tout ce qu'il faut ! On va faire des images de tout cela et vous aurez un bel album de souvenirs.

Il était content de ce qu'il avait découvert. Je comprenais soudain que lorsqu'un médecin est satisfait de ce qu'il a trouvé, ça signifie que c'est du sérieux.

– Eh bien on va parler tous les deux, maintenant.

– Qu'est-ce que vous en pensez ?

– Il faut que je vous explique quelque chose... L'œil fonctionne comme tous les organes humains, il est irrigué de sang grâce à des tout petits vaisseaux, des microvaisseaux. Ces vaisseaux alimentent les cellules qui capturent la lumière comme une caméra puis qui envoient le signal au cerveau, lequel reconstitue l'image que vous voyez.

– Où voulez-vous en venir, avec votre cours d'anatomie élémentaire ?

Il me prenait pour un con...

– Ne vous énervez pas, je vous explique que certains de vos microvaisseaux n'irriguent plus certaines de vos cellules, d'où cette perte de vision.

– Bon, mais ces vaisseaux vont se remettre à fonctionner et les cellules vont repartir... Il suffit de les déboucher.

– Non, vous vous trompez, les cellules visuelles qui n'ont pas été alimentées sont mortes. Elles ne fonctionneront pas de nouveau...

– Vous me dites que jamais plus je ne reverrai normalement ?

– Malheureusement. En l'état actuel de la médecine on pense que ces cellules sont perdues. D'autre part, on ne sait pas réparer ou déboucher les petits vaisseaux...

– Mais qu'est-ce qui s'est passé ?

– Mon avis est que vous avez fait un petit accident cardiovasculaire. Je pense qu'une petite saleté s'est décrochée d'une artère, qu'elle a été entraînée par le flux de sang, qu'elle a circulé tant que l'artère était suffisamment large. Au bout d'un moment, elle s'est engagée dans une artériole, un microvaisseau, et l'a bouchée. La plupart du temps c'est dans l'œil que ça se passe. Quand cette saleté est très grosse, elle remonte au cerveau et le bloque. C'est beaucoup plus grave dans ce cas, parce que alors vous êtes complètement paralysé. Vous avez eu beaucoup de chance...

Je ne l'écoutais plus. Je ne comprenais pas ce qui m'arrivait. Bien sûr que j'étais fatigué. Bien sûr que je m'étais salement engueulé avec Lolo la veille au soir. Bien sûr que je m'étais levé épuisé ce matin. Mais de là à perdre la moitié d'un œil... je ne l'acceptais pas.

– Ça se répare, quand même ?

– Je crois savoir que deux équipes dans le monde

recherchent les moyens d'opérer des microvaisseaux, ils essaient de déboucher ces petites artères mais comme ils n'ont pas encore réussi, on ne sait pas si on pourrait faire repartir les cellules endommagées... D'autres médecins travaillent à des greffes, mais là encore sans succès jusqu'à maintenant !

– Vous savez où ils travaillent, ces médecins ?

– Je crois qu'il y a une équipe de chirurgiens à Lyon et une autre à New York. Si vous le souhaitez, mon assistante devrait pouvoir vous indiquer leurs coordonnées.

Le rendez-vous avait duré une heure. J'en ressortais sonné, abattu, impuissant.

Assis au volant de ma voiture, je me suis mis à pleurer, pour la première fois depuis une bonne quinzaine d'années. Depuis le jour où j'ai compris que ma mère sombrait définitivement dans la maladie d'Alzheimer.

L'œil était foutu. Je lisais la lettre que Salomon Cohen avait rédigée pour Christine Brodaty.

« Ma chère consœur,

« J'ai examiné à votre demande et en urgence M. Sylvestre Jean-Marc. Il présente une affection rétinienne d'apparition brutale, nécessitant des explorations complémentaires dans les jours qui viennent... Bien à vous. »

Il m'avait aussi fait une lettre de prescription auprès de l'un de ses amis cardiologues.

« Cher confrère,

« Merci d'examiner en urgence M. Sylvestre

Jean-Marc, 55 ans, qui présente une occlusion de branche artérielle rétinienne. Cela nécessite des explorations cardiovasculaires rapides à la recherche d'une cause emboligène.

« Bien confraternellement. »

Deux fois, trois fois, quatre fois, j'ai dû relire ces lettres... Soudain le téléphone portable sonna. C'était le docteur Christine Brodaty qui m'appelait.

– J'ai tous tes résultats, ce n'est pas brillant. Il faut surtout trouver la cause de tout cela...

– Écoute, je te remercie beaucoup pour ce que tu as fait, mais maintenant je vais aller à mon bureau et je vais essayer de m'habituer à cet œil à moitié fermé. On m'a assuré qu'on s'y habituait très bien.

J'étais résigné. Je voulais qu'on me laisse tranquille.

– Je vais te dire ce qui va se passer si tu refuses de faire les examens cardiovasculaires. Tu cours le risque que cela recommence, à l'autre œil ou au cerveau. Tu crois être un grand journaliste de la télévision, mais tu es un imbécile... Je vais raccrocher en espérant que les regrets t'étoufferont. Tu as mon téléphone.

Bien sûr que j'avais son téléphone. Mais je n'en avais nullement besoin. Une demi-heure d'embouteillage plus tard je sonnais à son cabinet pour la deuxième fois de la matinée.

– Je t'ai préparé les prescriptions, avec les adresses des médecins et des labos... Je t'envoie chez un cardiologue, je l'ai eu au téléphone à l'instant, il pense comme moi qu'il faut faire un bilan cardiovasculaire, examiner les facteurs de risques. Il faudra que tu fasses une analyse de la formule sanguine, et très sûrement un échodoppler des vaisseaux du cou, en urgence. Ce que tu as eu est sans doute dû à la présence de cholestérol. Le cardiologue t'expliquera cela mieux que moi, mais tu dois avoir du cholestérol. En général, il est collé à l'intérieur des artères. Il peut soit les boucher, soit se détacher par morceaux et exploser comme des petites grenades et bloquer des fonctions vitales. Il faut donc à l'avenir éviter tout cela.

En une matinée j'étais passé d'une petite gêne à l'œil au risque cardiaque grave. En quelques heures, j'étais passé du mec qui a du mal à se lever le matin après s'être engueulé avec sa femme à celui qui culpabilise de tous ses excès.

Avais-je trop bu, trop mangé, trop fumé, trop baisé, trop roulé, trop stressé, trop travaillé, pour être « cholestérolisé » à ce point ? À mon âge, selon moi, je n'avais rien fait en trop.

Il fallait établir pourquoi, comment cet incident à l'œil m'était arrivé. Comme si en médecine tout avait une explication, tout était rationnel ! Le parcours du combattant commençait.

Christine Brodaty m'avait pris des rendez-vous à partir du lendemain matin : analyse de sang, puis électrocardiogramme, puis échodoppler abdomino-pelvien, puis doppler continu, doppler transcanien, échodoppler couleur… J'en oublie sûrement.

Ce dont je me souviens c'est de m'être installé

dans un café du quartier avec un plan de Paris et les adresses où je devais me rendre le lendemain matin. Un vrai jeu de piste.

À partir de huit heures du matin j'allais passer du XVe arrondissement au VIIe vers neuf heures trente, sans oublier les examens radiologiques dans une petite clinique privée de Neuilly et les dopplers du cou du côté du Trocadéro... En voiture c'était le risque maximum de collectionner les contraventions. En taxi la chance historique de se ruiner.

– Allô, je voudrais parler au docteur Krainik, s'il vous plaît.

François, c'est le docteur généraliste et l'ami de toujours. Celui qui, depuis vingt ans qu'il exerce la médecine, est disponible nuit et jour pour les patients qu'il a choisis. Il est de formation interniste, c'est-à-dire de cette spécialité trop rare qui consiste pour le médecin à être spécialiste de rien, comme il le dit lui-même. Nous sommes quelques-uns à penser qu'il serait plutôt spécialiste de tout. Nous en avons la preuve, vu le nombre de nos amis qu'il a sauvés...

Sa force, c'est le diagnostic, les avis qu'il donne ; même les doutes dont il est parfois envahi inspirent confiance. François Krainik est évidemment toujours débordé, entre son cabinet, l'hôpital Georges-Pompidou et une clinique dans le VIIe arrondissement où il a également des consultations. Il est débordé mais constamment disponible. Il vous rappelle toujours dans les trente minutes quand vous avez besoin d'un renseignement.

– François, j'aurais dû aller te voir, il m'arrive un truc bizarre qui n'est pas très grave. Mais on me fait passer une série d'examens très compliqués et très coûteux avec des médecins que je ne connais pas.

– Bon OK, tu m'écoutes, je suis à peu près au courant de ce que tu as, Christine Brodaty m'a téléphoné et envoyé par mail tout ce qu'elle te faisait faire. Je lui ai dit qu'elle avait totalement raison. Tu ne crois tout de même pas que nous travaillons chacun dans notre coin !

J'étais chaque fois admiratif devant cette méthode de travail. Je m'apercevais de nouveau que tous les médecins que je consultais étaient interconnectés.

– Alors maintenant, mon petit Jean-Marc, ce que tu as fait à l'œil n'est pas banal. Je vais te dire tout de suite la vérité, tu ne retrouveras jamais la vision complète de ton œil droit. Jamais. Les équipes qui travaillent sur la chirurgie des vaisseaux de l'œil n'ont encore rien découvert. Donc Lyon, New York, tout cela tu oublies. Je vais te dire aussi, parce qu'on m'a envoyé les images laser des lésions, que tu vas t'y habituer. Ton cerveau va reconstruire la partie de l'image qui te manque et je pense que dans six mois ou un an tu ne seras plus gêné par les séquelles… Le plus important, c'est de savoir pourquoi tu as provoqué cet accident qui est un accident mineur de type cardiovasculaire. Ce n'est pas arrivé par hasard. Nous voulons comprendre ce qui s'est passé pour éviter que cela se reproduise. Parce que la fois suivante tu risques la crise cardiaque, l'accident cérébral et au mieux l'hémiplégie. Voilà pourquoi tu vas te farcir une série d'examens chez des médecins qui sont, crois-moi, parmi les meilleurs de Paris. Donc demain, tu fais ces examens, tu ne discutes plus et tu viens me voir dans la soirée, j'aurai eu les résultats et l'avis de mes confrères. On va se battre ensemble. Dernier point, arrête de répéter que ces examens sont très coûteux... Tu n'es pas à la télé... Tu fais chier tout le monde avec ce que ça coûte... Il n'y a qu'une chose qui compte, c'est de te soigner... et si on te guérit cela n'aura pas coûté trop cher. Ce qui coûte cher en médecine, c'est quand on échoue et qu'on se trompe.

J'aurais pu être abattu, abasourdi, asphyxié. J'étais soulagé. J'avais l'impression qu'il m'avait dit la vérité. Il m'avait surtout convaincu de la qualité des analyses et de la compétence de ceux que j'avais déjà consultés et que j'allais de nouveau rencontrer le lendemain. J'étais regonflé à bloc. J'avais confiance. Du coup, j'ai passé un après-midi assez serein, déterminé que j'étais désormais à suivre les indications de mes médecins.

Le lendemain, vers dix-huit heures, François avait réussi à se dégager du temps. Sur le coup ça ne m'avait pas étonné, je trouvais cela presque normal. J'avais pourtant une chance inouïe.

Quand je suis entré dans son petit bureau, François faisait une sale mine. Il ne parlait pas. Il ronchonnait, parcourant un dossier qui ne pouvait être que le mien et qui était désormais complet : les examens étaient tous revenus.

– Salut ! Ton œil, comment ça va ?

– J'ai toujours ce voile dans la partie basse de la vision, mais j'ai l'impression que je m'y... non, j'y pense moins, à certains moments j'oublie complètement et ça ne me gêne pas trop.

– Je t'ai dit que tu allais t'y habituer. D'autant qu'avec ce genre de connerie on est sûr que ça ne s'agrandit pas. Il y a eu une lésion. Point barre. L'important maintenant c'est d'éviter qu'il y en ait une autre, ailleurs, et plus grave.

– Lors des examens que j'ai faits, les médecins m'ont dit qu'ils n'avaient rien vu de grave.

– Non, on ne voit même rien du tout, c'est bien ce qui m'embête. Formule sanguine normale. Pas de cholestérol. Un électrocardiogramme normal. Le cœur est bon. Les dopplers sont normaux. Il y a bien quelques petites traces de graisse mais c'est infime... ça ne justifie même pas un traitement... Tu as quelques systoles au ventricule gauche mais ce n'est pas cela qui explique ton accident... Si on cherche bien, on pourra aussi te trouver des poux dans la tête.

– Tu n'as pas l'air content. Si je n'ai rien, je n'ai rien... !

– Je n'ai pas dit que tu n'avais rien, j'ai dit que nous n'avions rien trouvé, et si on n'a rien trouvé, mon petit bonhomme, c'est qu'on n'a pas fait les examens qu'il fallait faire... Parce qu'il y a forcément une cause, une explication... et il faut la trouver. Alors ces analyses qui ne parlent pas ne me plaisent pas. Donc je vais continuer parce qu'il faut trouver... Il n'y a rien de plus difficile qu'un malade comme toi. Qui ne fume pas ! Qui ne boit pas ! Qui vit normalement et qui pourtant a quelque chose qui cloche.

– Très bien, j'ai compris pourquoi la Sécu est en déficit, toutes ces analyses, tous ces examens...

– Là, je pense que tu te fous de moi. Tu es vraiment chiant. D'accord, j'arrête tout, puisqu'on ne trouve rien. On n'est pas obligés de continuer. Tu as quatre-vingt-dix pour cent de chances de vivre normalement sans rien faire de grave. Quatre-vingt-dix pour cent de chances, c'est formidable. Le problème c'est qu'il reste dix pour cent de risques. Moi je ne les prends pas. Dans six mois, dans un an, tu me fais un accident cérébral. Un bon. Un vrai. Qui te rend hémiplégique ! Tu comprends ? Je ne te demande même pas de calculer ce que ta vie d'hémiplégique coûterait à la Sécurité sociale. Je m'en fous de la Sécu, le plus grave c'est que ta vie serait foutue en l'air. Alors c'est clair, y aurait-il un pour cent de risques, je ne les prendrais pas. Je veux savoir ce qui s'est passé. Donc on va continuer.

– Tu ne crois pas que j'ai trop fumé, trop stressé, trop travaillé, trop bouffé ?

– Non arrête, tu me fatigues, on a tous trop fumé, trop bu, trop mangé, trop baisé, et alors ? On n'est pas sur la terre pour se faire chier... Je t'en prie, ne tombe pas dans ce type de culpabilité. C'est trop tard. Ce qui est fait est fait. Tu envoies balader tous ceux qui vont venir te tenir ce discours judéo-chrétien. Si tu savais le nombre de mecs qui meurent d'une crise cardiaque alors qu'ils n'ont jamais fumé une cigarette, ou bu un verre d'alcool, ni même trompé leur femme. Des moines ! Non, la vérité c'est que la santé c'est le terrain de l'injustice, de l'inégalité, de la vraie, celle qu'on ne peut pas corriger... Arrêtons de tenir des discours culpabilisants. Les gens vivent comme ils peuvent et comme ils en ont envie. Ce qu'il faudrait, c'est qu'on leur apprenne à protéger leur corps, à entretenir leur capital, mais qu'on ne dise pas que ça les mettra à l'abri d'un accident. La vie est injuste et la mort encore plus.

– Je peux te citer sans droits d'auteur ?

– Tu paieras les droits puisqu'ils sont remboursés par la Sécu... Arrêtons, on est des vieux cons !

– Qu'est-ce que je fais avec ces analyses qui ne donnent rien ?

– On va continuer, mais disons qu'on est peut-être un peu moins pressé qu'hier... Tu vas prendre rendez-vous avec le cardiologue, celui qui t'a fait l'électrocardiogramme, il voudrait recommencer dans quinze jours après un traitement qui te règle le cœur et puis il va sans doute te mettre un appareil pendant vingt-quatre heures qui mesure tout ce qui se passe dans le cœur et qui le transmet par ligne téléphonique à un centre de surveillance cardiaque. Théoriquement ce truc équipe en permanence les malades à risque cardiaque majeur et permet de donner l'alerte en cas de dysfonctionnement... Toi tu n'es pas dans ce cas-là mais avec le cardio on voudrait vérifier ce qui se passe pendant toute une journée. Je n'y crois pas mais on peut découvrir quelque chose qui nous échappe à l'électrocardiogramme classique. Puis surtout, il te prescrira ce qu'on appelle une échographie œsophagienne du cœur. C'est un examen assez rare que l'on pratique dans un service de cardiologie à l'hôpital : on avale une petite caméra qui descend dans l'estomac et qui permet de visionner des profils du cœur qu'on ne peut pas voir autrement. C'est un examen qui n'est pas très agréable mais qu'il a prévu de faire. Une fois de plus, ce n'est pas pressé.

J'avais bien le sentiment que je m'embarquais dans une galère qui ne serait pas de tout repos, mais j'étais assez soulagé. J'avais obtenu du cardiologue qu'on laisse passer l'été avant de lancer les quelques examens complémentaires qu'il souhaitait faire.

J'ai accepté seulement de porter pendant vingt-quatre heures l'appareil qui avec des électrodes enregistrerait toutes les réactions de mon cœur et les transmettrait à un centre de surveillance. Cette expérience m'amusait un peu. Je les imaginais, ces apprentis médecins, occupés devant leurs écrans d'ordinateur à observer les réactions de mon cœur. Quand, par exemple, je me mettrais au volant. M'énervant dans un embouteillage. Ou submergé par le stress d'un direct à la télévision.

Je n'osais pas croire qu'ils allaient mesurer une

violente poussée de libido le soir lorsque je me coucherais. L'idée qu'ils puissent savoir si je me mettais à bander en passant sous la couette me faisait sourire.

Autant revenir à la triste réalité. Avec la vie conjugale heurtée qui était la mienne, ils auraient peu de chances les pauvres, de pouvoir écrire un chef-d'œuvre érotique en suivant les courbes d'excitation de mes ventricules. Grâce essentiellement aux humeurs difficiles de Lolo, ma vie sexuelle était assez calme. Les médicaments qu'on m'avait prescrits pour réguler le rythme cardiaque allaient en outre étouffer encore plus ma libido...

Les bêtabloquants allaient finir par tout bloquer.

V

Dans deux jours tu es mort

La Sourdière. J moins deux. La Morgan s'était fait un peu prier pour démarrer. J'étais le seul à savoir l'apprivoiser. Lee à mes côtés n'avait pas son mot à dire.

Quand elle reste seule plusieurs jours, parfois plusieurs semaines, cette voiture rechigne à partir. Il faut donc soulever sa robe et la caresser doucement. Vérifier l'huile, resserrer les cosses de la batterie, puis refermer le capot, s'introduire très doucement dans l'habitacle, passer la main sur le volant de bois, donner un coup de chiffon doux sur le tableau de bord en loupe de noyer, et essayer de tourner la clef de contact.

S'il ne fait pas froid, si le soleil est déjà haut, si vous n'avez pas eu l'outrecuidance de mettre la capote, bref si la voiture se sent libre de respirer, elle démarre avant que la batterie ne se soit vidée. Une chance. Si jamais le moteur ne part pas, votre week-end est sans doute gâché.

Cette voiture est un être vivant. Un peu raide, comme tous les êtres rigoureux. Comme tous les aristocrates. La vraie raison, mécanique, est qu'elle n'a pas de suspension. Raide mais coquette, racée et brillante sans être arrogante.

Avec son vert anglais et ses roues à fils comme les modèles réduits de ma collection, elle est d'une élégance discrète. Rien à voir avec toutes ces Porsche et toutes ces BMW qui descendent par hordes entières de Paris et qui foncent sur Deauville le week-end. Non, cette voiture se mérite et j'avais la prétention de croire qu'en l'espèce c'était le cas.

Elle connaît les routes du Perche qui traversent la forêt pour aller au golf de Bellême. Elle aurait pu y aller seule, d'autant que le parc, les fairways, les greens, le décor, l'humidité et les Anglais – de plus en plus nombreux à choisir ce bout de Normandie – devaient lui rappeler son pays d'origine. Elle roulait donc très vite, et bien.

Seulement, après quelques kilomètres, je me suis aperçu que j'avais de plus en plus de mal à la conduire. Les vitesses qu'il fallait passer, une horreur. Les freins, un supplice. La direction non assistée était devenue tellement lourde que je ne parvenais plus à la manier.

Mon épaule, mon bras, mon avant-bras, jusqu'à la main gauche devenaient inutilisables tant la douleur était profonde.

– Faut que j'arrête, tu vas conduire. Je ne peux plus bouger le bras, c'est une horreur...

– Merde, qu'est-ce que c'est que cette connerie ? Tu n'avais pas aussi mal ce matin...

– Non, mais là, ça devient insupportable...

– On peut faire demi-tour, si tu veux...

– Non, on va aller jusqu'au golf, j'essaierai de jouer, mais tu vas conduire.

Lee n'en revenait pas. Je ne cédais pratiquement jamais le volant de la Morgan.

– Il faut vraiment que tu ailles mal, pour me laisser conduire. Je ne rigole pas mais ton truc au bras c'est embêtant, ça ne peut pas être une douleur musculaire. Tu veux qu'on s'arrête dans une pharmacie ?

– Une pharmacie ? Pour quoi faire, autant dire une épicerie. Excuse-moi mais tu as vu ce qu'on vend dans les pharmacies. Des savonnettes, du shampooing, des brosses à dents, de l'eau minérale... Mieux vaudrait ouvrir un rayon dans les hypermarchés, ça coûterait moins cher...

– Écoute, arrête de délirer, je t'ai proposé qu'on aille dans une pharmacie pour qu'on trouve quelque chose qui te soulage.

– Si ça ne va pas mieux cet après-midi, j'irai chez un sorcier, il y en a plein dans cette partie de la Normandie ! J'ai un copain de lycée qui a fait sa thèse de médecine sur la sorcellerie dans l'Orne et l'analyse du pouvoir thérapeutique des sorciers. Il a constaté une corrélation entre le nombre de sorciers et l'alcoolisme : comme c'est la région de France où on consomme le plus d'alcool, c'est aussi là qu'on trouve le plus de sorciers au mètre carré. CQFD. C'est aussi pourquoi il y a ici le plus de suspensions de permis pour conduite en état d'ivresse. Résultat, les sorciers sont aussi chauffeurs de taxi.

– N'importe quoi ! C'est dans la thèse de ton copain, ça aussi ?

– Non, c'est une déduction personnelle. Enfin bref, je m'en fous de tout cela... J'ai de plus en plus mal au bras. On aurait dû s'arrêter chez ton pharmacien.

– Mais tu sais que tu es superchiant, quand même. On va faire demi-tour ?

– Non, on est arrivés. Tant pis.

La voiture était arrêtée depuis trois minutes. Je n'avais pas encore réussi à m'extirper de l'habitacle. Impossible de prendre appui. Impossible d'attraper la poignée de porte. Impossible de porter le sac... Impossible évidemment de gripper un club de golf. C'était le test pour moi. J'y avais pensé pendant tout le trajet. Si j'avais pu gripper le club, c'est-à-dire le saisir de la main gauche, je m'en serais sorti.

À cet instant-là, j'étais dans l'incapacité de fermer la main. La douleur qui était née dans l'épaule était descendue jusque dans le bout des doigts. La seule position qui me soulageait m'obligeait à tenir le bras gauche replié contre mon buste, un peu comme Napoléon. Surtout ne pas bouger.

– Je vais vous faire une attelle avec des serviettes de table...

La gérante du restaurant se montrait d'une gentillesse extrême. Il me restait à attendre à la terrasse du club que cette douleur s'estompe en tentant de grignoter quelque chose, mais je n'avais pas faim.

– Qu'est-ce qui vous arrive ?

JPM est kinésithérapeute dans la région, habitué du golf. Il est aussi prof de gym. Tout pour plaire aux dames. Je ne me faisais pas d'illusions. Il s'intéressait à moi depuis que Lee m'accompagnait.

– C'est le bras gauche ? Vous avez beaucoup joué ces derniers temps.

JPM était formidable, il faisait les questions et les réponses.

– Je vais appeler un rhumatologue avec lequel je travaille, nous n'aurons qu'à passer au cabinet dans l'après-midi et il vous fera une infiltration de cortisone, ça vous soulagera. Une nuit de repos là-dessus et vous pourrez rentrer à Paris en marchant sur les mains. Vous n'aurez qu'à passer vers seize heures. En attendant, on va voir s'il n'y a pas d'aspirine.

Tout allait bien. Ce dont je souffrais finalement ne devait pas être très grave. Sauf que la douleur ne passait pas ! L'attelle, m'empêchant de bouger, me permettait de la supporter...

– Tu devrais appeler François Krainik.

Lee s'étonnait qu'on puisse réduire une douleur aussi sourde avec un simple cachet d'aspirine. Elle se méfiait des prescriptions du prof de gym, qui ne cessait pas de la reluquer, et elle avait raison. Mais qui appeler ? À qui s'adresser, en plein week-end ? Les médecins ne sont pas disponibles nuit et jour. C'est pour cela qu'il y a des urgences, des gardes.

– Allô François, je te dérange ?

– Non. Je te signale que mes patients ne me dérangent jamais... Qu'est-ce qui t'arrive ?

Voilà comment François Krainik fonctionnait. À partir du moment où on lui faisait confiance, il s'arrangeait pour être toujours disponible, et je ne pensais pas bénéficier d'un régime de faveur.

Je lui expliquai mon souci.

– Je vais réfléchir, tu me dis que la douleur s'est diffusée... Bon, tu le connais, ce rhumato ?

– Non !

– Et le kiné ?

– Non, mais ils sont connus au golf... je les ai aperçus... ils habitent le coin.

– Tu es gentil, mais ce n'est pas parce qu'ils jouent au golf dans le même club que toi que ce sont de bons médecins. Cela dit, a priori ce qu'ils veulent faire n'est pas sot. Une infiltration... Oui, pourquoi pas. Tu y vas à quelle heure ?

– À seize heures.

– OK, si ça ne va pas, tu m'appelles.

Au ton de sa voix, je sentais que quelque chose le souciait. Il n'était pas enthousiaste, il semblait chercher ses mots comme souvent quand il n'est pas sûr d'un diagnostic. Je ne comprenais pas cette réserve à l'égard de confrères qu'il ne connaissait pas. Ce n'était pas dans ses habitudes. Ce ton-là me tracassait.

Une heure plus tard montre en main, de retour à *La Sourdière*, alors que je m'étais assoupi au soleil en essayant d'oublier mon bras en écharpe, mon téléphone portable sonna.

– C'est François... Comment ça va ?

– Pas mieux que tout à l'heure, mais je pense que l'aspirine fait son effet.

– J'ai réfléchi à ton bras. Je préférerais que tu n'ailles pas voir ton kiné et son rhumato. Dans quatre-vingt-dix-neuf pour cent des cas, ils auraient raison avec leur infiltration. Mais dans un pour cent des cas, ils ont tort et j'aimerais pas...

– Tu veux dire quoi ?

– Rien de spécial, mais je ne voudrais pas passer à côté de quelque chose de plus grave. Le risque est minime, je te rassure tout de suite, mais je ne veux pas le prendre.

– Tu crois que je dois rentrer à Paris ce soir ?

– Non, ça ne servirait à rien, tu vas prendre une feuille de papier blanc, et je vais te dicter une ordonnance.

– Mais on va faire un faux !

– Oui, et alors ? Bon, tu es prêt ? Tu notes la date d'aujourd'hui, en haut, à droite. Le nom, en bas, à gauche... Tu ajoutes, en haut à droite, « acte gratuit ». Tu notes mon numéro de médecin, mon téléphone. En général, ça marche.

Il voulait que j'aille chez le pharmacien avec une ordonnance fabriquée de toutes pièces.

– Si le pharmacien fait des histoires, tu n'auras qu'à me téléphoner. Je lui confirmerai mon numéro de médecin, mais normalement il ne fera pas d'histoires. Je ne vais pas te prescrire des choses bien méchantes, une pommade, des calmants que tu vas avaler et je vais te bourrer d'aspirine... Tu vas donc dormir ce soir. Demain on verra comment ça évolue, tu rentreras à Paris. J'ai joint Yves, qui te recevra dimanche soir chez lui.

Yves Brodaty est rhumatologue à Paris. C'est un ami, le mari de Christine Brodaty, que je connais depuis de longues années. Il fait partie de ce réseau de médecins que nous avons constitué au fil des maladies ou des accidents des uns et des autres. Ils sont en contact pour la plupart, travaillent de la même façon, se font confiance et s'informent en permanence de l'état de santé de leurs patients ou des nouveautés pharmaceutiques.

– Je préfère qu'il regarde cette épaule. Il en est d'accord, on vient de se parler. Est-ce que tu as prévenu Lolo ?

– Je lui ai laissé un message ce matin mais elle ne m'a pas répondu. Tu sais, depuis plus d'un an maintenant, elle refuse d'accorder la moindre attention à mes problèmes... Je n'ai que des bobos. Pour elle je suis la réincarnation du malade imaginaire. Je pourrais réclamer des droits d'auteur à la Comédie-

Française chaque fois qu'elle inscrit Molière à l'affiche.

– Tu as peut-être mal au bras mais ça ne t'empêche pas de continuer à dire n'importe quoi. Tu n'es pas seul, au moins, dans ta campagne ? Ne conduis pas. De toute façon tu ne peux pas conduire.

– Non, Lee est là, c'est elle qui conduit.

Le ton était complètement différent. François Krainik parlait fermement, sans l'ombre d'une hésitation. Il était incapable de me dire par téléphone ce que je pouvais avoir au bras mais il était sûr maintenant de ce qu'il fallait faire : se calmer, calmer la douleur et rentrer pour faire des examens. J'ai donc suivi à la lettre ce qu'il venait de m'indiquer. L'ordonnance, le pharmacien, l'antalgique, l'aspirine, et la couette. Ce soir-là pas de massage, pas de télé, pas de causette à refaire le monde. Le lit. Dodo.

J'ai dormi à peu près normalement. La douleur à l'épaule puis au bras était comme anesthésiée, mais elle commençait à se réveiller. En fin de matinée, il fallait que je réinstalle une attelle de fortune. La douleur était revenue, identique à la veille, elle me semblait profonde, elle était descendue jusqu'à la main mais elle n'avait absolument pas débordé sur le dos. D'une certaine façon cela me rassurait.

Quand, la veille, j'avais senti cette douleur se diffuser dans le bras, puis dans l'avant-bras, je m'étais dit que dans quelques heures le dos serait atteint, puis l'autre bras, puis les jambes.

J'avais imaginé une invasion douloureuse qui

m'aurait conduit à la paralysie totale. Le scénario me paraissait trop absurde, je m'étais bien gardé d'en parler. N'empêche qu'il m'avait complètement bouffé la tête.

Le dimanche matin, en constatant que la douleur était restée dans son périmètre de la veille, j'étais plutôt rassuré. Je prenais conscience que depuis vingt-quatre heures je n'avais strictement rien fait d'autre que de penser à ce foutu bras qui ne marchait plus et qui me faisait horriblement mal.

Je savais pourtant qu'il fallait rentrer à Paris pour en avoir le cœur net. Dès midi, on a donc quitté *La Sourdière*. C'est Lee qui a fermé la maison et a donc pris le volant puisque j'en étais bien incapable. Quant aux antalgiques prescrits par François, ils semblaient avoir perdu leurs effets.

Comme prévu, Brodaty était rentré de week-end assez tôt dans l'après-midi. Il avait voulu me voir tout de suite.

– Alors raconte, comment c'est arrivé...

Mon récit n'avait rien de très intéressant. Banal. D'autant qu'il en connaissait déjà tous les détails. François Krainik lui avait tout rapporté.

– Tu es très fatigué, en ce moment ?

– Oui. Fatigué de tout. Mon boulot, mes histoires perso, mes enfants...

– Mon vieux, tu les collectionnes, les merdes, en ce moment. Bon, je vais te dire, les douleurs à l'épaule comme celle que tu as, c'est soit musculaire et ça devrait se tasser demain, surtout avec les doses de calmants que tu as prises. Soit c'est plus grave et on va essayer de trouver d'où ça vient.

– Ton pronostic, c'est quoi ?

– On ne fait pas de pronostics... Au PMU, on fait des pronostics.

Tout en parlant, Brodaty m'a fait me déshabiller. Il a commencé à m'ausculter.

– Je vais te dire, l'épaule est l'articulation la plus compliquée, la plus sophistiquée, c'est une articulation suspendue, la partie qui tourne et pivote est suspendue sur une espèce de liquide, comme de l'huile dans une cavité de cartilage...

Il était intarissable mais il en profitait pour me faire horriblement mal en mesurant ce que pouvait faire mon épaule. Le constat était clair : elle était complètement bloquée.

– Au premier abord, ce n'est sûrement pas une inflammation musculaire. Je crois que c'est ou bien le cartilage ou bien les têtes d'os.

– Tu veux dire qu'elles sont grippées.

– Je n'en sais rien, j'espère que ce n'est pas une...

– Une quoi ?

– Je ne sais pas, je pense à une infection. Tu te rhabilles. Pour ce soir, tu arrêtes la pommade, tu gardes les calmants, et tu essaies de dormir. Demain matin, tu fais faire une analyse de sang et tu leur demandes de me faxer les résultats dès qu'ils les ont. Ensuite tu vas prendre des radios de l'épaule et là encore tu leur demandes de me téléphoner dès qu'ils ont les clichés. Dernière chose, tu retournes chez ton cardio pour refaire un électro. Je te prépare les ordonnances, je te fais des lettres, je faxe les demandes de rendez-vous et après tout cela tu m'appelles ou tu viens me voir... Demain, on sera lundi, tu as commencé à souffrir samedi matin. Si jamais c'est ce que je crains, il ne va pas falloir qu'on perde de temps.

– Tu penses à quoi ?

– Je ne pense pas, je crains une infection... si c'est cela, c'est emmerdant, mais je ne voudrais pas t'inquiéter.

– Tu es gentil, mais c'est fait.

Une fois de plus, la matinée de lundi a ressemblé à un véritable marathon. Je n'avais évidemment pas dormi, le bras m'inquiétait tout autant que ce que m'avait raconté le médecin la veille. Je ne pouvais toujours pas conduire. L'épaule n'avait aucune souplesse et je ne pouvais absolument plus la bouger. J'ai dû user et abuser du taxi.

À deux heures de l'après-midi, j'étais à nouveau face à Brodaty.

– Comment ça va ?

– Rien de nouveau, mais toi tu as quoi comme nouvelles ? Les radios, les analyses...

– Mes doutes et mes pressentiments sont confirmés. C'est l'articulation. Alors tu as sans doute une petite infection, mais comme tu n'as pas de fièvre... On va attendre deux ou trois jours. Si ça ne se calme pas, on fera des prélèvements.

Je ne me voyais pas sorti de l'auberge, mais j'étais

debout. Au premier abord, je pouvais travailler. Avec les calmants, la douleur au bras était supportable. J'étais simplement fatigué, pour ne pas dire épuisé. Je n'avais de goût et d'énergie pour rien. Je suis passé au bureau, puis je suis rentré chez moi. Lolo n'avait toujours pas donné signe de vie. Elle n'avait pas répondu à mes messages du week-end, pas plus qu'à ceux des médecins qui avaient essayé de la joindre.

J'étais seul dans un appartement vide, mon fils était parti en vacances la semaine précédente. J'étais seul avec ce bras en écharpe, et des frissons dans le dos.

Je n'avais rien d'autre à faire qu'à me coucher, essayer de dormir pour reprendre la radio le lendemain matin.

À dix heures le soir, je me suis mis à transpirer au point de mouiller tous mes draps. J'avais près de quarante et un degrés de fièvre. J'en tremblais.

– J'attendais ton coup de fil, commença Brodaty. Te dire que j'espérais que tu aies de la fièvre, non ! Mais maintenant, je sais au moins ce que tu as. Il va falloir se battre. On va aller à l'hôpital...

– Pas maintenant, tu plaisantes, pas ce soir, je suis seul. Il faut que j'attende Lolo, elle va finir par rentrer... Ce n'est pas aussi urgent...

– C'est urgent. Tu vas laisser de côté tes problèmes avec Lolo. Elle n'est pas là... On n'y peut rien... mais c'est ta peau qu'il faut sauver. Je pensais te faire entrer à la Pitié, là où je travaille, mais ça n'est pas possible, ils n'ont pas de place. J'ai appelé l'hôpital de la Croix-Saint-Simon, ce sera mieux, ils sont hypercompétents et j'y ai des amis, on va y aller, ils peuvent t'accueillir. Je vais appeler le Samu qui va venir te chercher.

– Non, pas le Samu, c'est trop sordide...

– Mais je suis obligé... Bon Dieu, tu es invraisemblable... Tu as un abonnement taxi ? Sinon je vais te chercher. Tu appelles la société de taxis, et on se retrouve à l'hôpital de la Croix-Saint-Simon. Je te donne l'adresse, c'est dans le XXe arrondissement, au 125, rue d'Avron.

J'ai pu tout noter. J'étais en sueur, trempé. Je tremblais. J'avais froid et chaud au visage. Je regrettais déjà d'avoir stupidement refusé le Samu. L'obligation d'appeler un taxi m'a paru insurmontable.

Et j'étais seul. Si seulement Lolo avait été là, elle m'aurait rassuré, expliqué. Et puis tout était arrivé tellement vite. Ce matin encore, j'étais au bureau. J'avais certes mal à l'épaule mais pas plus que dimanche finalement.

Pour éviter le Samu, l'hôpital, éviter la suite que je pressentais, j'étais prêt à accepter la douleur. Depuis deux heures, la réalité était la plus forte. Cette fièvre de cheval m'avait complètement fauché, couché.

Du fond du taxi où je m'étais engouffré, je rappelai Brodaty.

– Qu'est-ce que j'ai ?

– Tu ne déconnes pas, j'appréhendais cette fièvre.

Tu as une infection articulaire, je ne sais pas quelle est sa nature, son ampleur, son évolution, mais on va le savoir... Estime-toi heureux. Nous t'aurions laissé faire cette infiltration pendant le week-end, je ne donnais pas cher de ta peau ce soir, parce que la cortisone aurait diffusé l'infection dans la totalité de ton corps. Nous avons eu une chance inouïe. Ce n'est pas gagné. Il faut y aller maintenant. Tu ne peux pas rester avec plus de quarante degrés de fièvre.

– Sinon ?

– Sinon tu risques une septicémie, et dans deux jours tu es mort. On y va !

À vingt-trois heures, ce lundi 1er juillet, je parvenais aux urgences de la Croix-Saint-Simon. Je me retrouvais dans un hôpital dont je n'avais jamais entendu parlé, situé dans un quartier où je n'avais jamais mis les pieds, seul, sans avoir pu joindre ma femme, sans même savoir où elle était, persuadé qu'elle m'avait rejeté et que si j'y passais, une partie de ses soucis serait effacée...

En traversant Paris, couché à l'arrière d'un taxi, je m'étais convaincu que je ne venais là que pour une série d'analyses. Je pensais en sortir au petit matin et faire mon papier à la radio. Comme si de rien n'était... Enfin, j'essayais de le croire !

En réalité, je m'engageais dans une galère qui allait durer plus de douze semaines. M'emmener aux frontières de la mort. Me mettre K.O. physiquement et moralement pendant plus d'un an.

À vingt-trois heures et des poussières, j'avais pu donner le numéro de téléphone de ma femme, pour qu'elle soit prévenue. C'est l'usage. C'est même la première chose que l'on m'a demandée à mon arrivée.

– Quelle est la personne à prévenir dans votre entourage en cas de...

L'interne qui m'interrogeait s'était arrêté net.

– C'est l'usage, si jamais nous avions besoin de... renseignements, nous devons avoir les coordonnées de la famille.

À vingt-trois heures trente, j'ai souhaité qu'on appelle pour moi la permanence de France Inter pour dire que je ne pourrais pas faire l'émission du matin, mais que je serais présent le lendemain. J'ai appris plus tard que l'infirmière qui avait téléphoné n'avait surtout pas précisé que je serais debout le lendemain.

C'était la première fois depuis dix ans que je ne pouvais pas assurer mon éditorial pour des raisons de santé.

À minuit et des poussières, on est venu vérifier le numéro de téléphone de ma femme parce qu'elle n'avait toujours pas réagi.

Vers minuit trente, j'ai dû perdre connaissance.

VI

Les staphylocoques dorés attaquent

La Croix-Saint-Simon. J plus un.

L'arrivée aux urgences. Le taxi. La solitude. La trouille au ventre et Lolo qui avait disparu. Quand je me suis réveillé dans la matinée, je me rappelais mal ce qui s'était passé le soir précédent.

J'étais envahi par ce sentiment glauque que tout s'était effondré, que j'étais devenu inutile, perdu. Avec cette idée que j'allais crever, là, au fin fond du XXe arrondissement, dans un hôpital qui m'était inconnu. J'allais disparaître ici sans que personne ne le sache. J'étais seul.

Tout ce que je vais raconter à présent est un mélange de souvenirs que je crois avoir gardés et de récits qu'on m'a faits. Je suis incapable de distinguer les uns des autres.

Je me suis réveillé dans une petite chambre de cet hôpital de la Croix-Saint-Simon, au troisième étage, je crois. J'étais nu sous les draps, à l'exception d'une blouse de couleur verte infâme et d'un caleçon. Ils n'avaient sans doute pas osé me l'enlever comme ils l'avaient fait avec ma chemise et mon pull-over. Je les ai retrouvés par la suite, mais la chemise avait été découpée à la manche gauche pour pouvoir la retirer sans trop me faire souffrir.

Ce matin-là j'étais surtout abruti par des tonnes de calmants. J'ai seulement découvert que mon bras droit était accroché à une perfusion, ce qui limitait énormément ma liberté de mouvement. Je n'avais aucune idée de ce que je faisais là, et j'ignorais pour combien de temps j'y étais.

Je me sentais groggy, affaibli, ahuri. La fièvre sans doute, qui n'avait pas baissé depuis la veille au soir. Je commençais à comprendre qu'il se passait des choses graves.

Peu à peu, je réalisais : des images, des flashes en accéléré, les quarante et un degrés au thermomètre, le coup de fil à Brodaty, qui ne paraissait pas surpris. Le départ vers les urgences en catastrophe. Le chauffeur de taxi, l'adresse qu'il faut répéter. 125 rue d'Avron. C'est où ça ? Dans le XXe arrondissement. Puis plus rien. Seulement une lumière blafarde. Aveuglante. Cette peur au ventre de ne pas savoir ce qui se passe. Ce brouhaha. Ces bruits qui me sont complètement inconnus. Me maintiennent vaguement éveillé, ou plutôt m'empêchent de sombrer dans l'inconscience du sommeil.

C'est le cliquetis un peu sec des chariots qu'on

pousse dans le couloir, des cuvettes et des plats en aluminium qu'on manipule, les voix des aides-soignantes qui s'interpellent et celles qui chuchotent dans la chambre.

– C'est le monsieur de la télévision qui est arrivé cette nuit... Il a toute l'épaule gauche prise... Ils ont fait un premier prélèvement dans la nuit mais je crois qu'ils n'ont pas les résultats. Il faut attendre plusieurs jours...

– Il va falloir le réveiller pour le descendre à la radio. Dans une demi-heure. Il n'a rien à se mettre... apparemment. Il est arrivé sans rien, pas de brosse à dents, pas de chemise...

– Qu'est-ce qu'ils ont mis dans la perf ? Des antibio ! Déjà ! Bon Dieu, ils sont inquiets. Ils ont commencé avant de savoir exactement. Il doit bien avoir de la famille, des enfants, des amis.

– Pour l'instant on n'a vu personne. Que les médecins ! Ils le surveillent de près... Bon, on reviendra retaper le lit pendant qu'il sera descendu à la radio...

Ce sont les infirmiers ou les brancardiers qui ont achevé de me réveiller.

– Monsieur Sylvestre, on va vous descendre à la radio. On va vous passer du lit sur le brancard.

– Je vais me débrouiller tout seul et me lever.

– Essayez, on va vous tenir la perf...

Je pouvais toujours essayer. En fait j'étais incapable de m'asseoir sur le bord du lit. Entré la veille sur mes deux jambes, une nuit plus tard j'étais vidé de toute force. La douleur s'était diffusée dans toute la moitié droite de mon corps et m'empêchait de bouger.

En descendant à la radio, les infirmiers avaient eu la gentillesse de me prévenir que les docteurs Brodaty et Krainik avaient téléphoné dans la matinée. Ils s'étaient enquis des événements de la nuit et fait dire qu'ils passeraient dans la journée. Il ne fallait pas que je m'inquiète.

Je ne supportais plus ces propos lénifiants. J'étais bien décidé à savoir exactement ce qui m'arrivait. Avec le peu de force qui me restait.

– Bonjour, je ne vous demande pas comment vous allez, ni comment vous vous sentez, vous allez me répondre que tout va mal, et je m'en doute un peu. Vous avez de la chance dans votre malheur parce qu'on est au tout début de l'infection, on a donc plus de chances de gagner. On va commencer ce matin par des radios. Ce ne sera pas long. Après, vous remonterez dans la chambre, et on se retrouvera car j'irai à la visite.

Le radiologue travaillait dans une espèce de sous-sol de l'hôpital, à moins que ce soit un rez-de-chaussée. Pour y accéder, il fallait traverser un grand hall assez froid, qui servait aussi de salle d'attente.

– Je vais faire ces radios de l'épaule et sous radio on va faire un prélèvement du liquide de votre articulation parce que c'est lui qui doit contenir les bacilles... C'est ce liquide qu'on va analyser. Les résultats nous permettront de cultiver un antibiotique adapté. Voilà comment ça va marcher. Vous êtes rassuré ?

– Pas du tout !

En réalité, j'avais tellement mal que je m'en foutais.

– Ça va durer longtemps ?

– Demain ou après-demain on sera fixés sur la nature exacte de l'infection. On se reverra très souvent, parce qu'on fera des radios tous les deux jours.

– Pourquoi autant ?

– Parce qu'on va faire la guerre aux microbes. On fera des radios et des analyses de sang. C'est une guerre de position. Moi, ici, je suis une sorte d'agent de renseignements.

Ce médecin, avec une très grande délicatesse, ne me cachait pas que la bataille serait longue. J'ai compris qu'il recherchait une armée de petites bêtes qui avaient eu l'idée de passer l'été dans mon épaule. Il fallait les neutraliser et les détruire avant qu'elles n'aient copulé, ou décidé de faire du camping ailleurs. J'ai compris très vite qu'elles étaient capables de faire des dégâts sérieux. Campeurs oui, mais du genre enzymes gloutons et sacrément polluants.

En remontant, j'ai trouvé la chambre calme, claire et bien rangée. Les infirmiers m'ont réinstallé sur le lit.

On avait rangé les quelques vêtements que je

portais en arrivant. Mon seul lien avec la vie réelle était mon téléphone. Qui avait été posé sur la table de nuit. Éteint.

En principe, on ne peut pas utiliser les portables dans l'enceinte de l'hôpital, m'a expliqué une infirmière. Les fréquences perturbent les appareils, dit-on.

– Entre nous, vous faites comme vous voulez. Les médecins ne se gênent pas pour les utiliser et ça ne dérange pas les instruments plus que les fours à micro-ondes.

C'était la première fois que je voyais Zina. Elle devait avoir dans les cinquante ans. D'origine martiniquaise, elle était plutôt enveloppée, ce qui lui donnait une allure rassurante. Elle était autoritaire mais assez drôle. Ferme, déterminée. Elle n'avait pratiquement pas d'accent.

– Je finis mon service juste après la visite, poursuit-elle. C'est moi qui vous ai récupéré cette nuit. Vous n'étiez pas brillant. Vous ne l'êtes toujours pas. Vous continuez d'avoir de la fièvre. Je vais rester jusqu'au début de l'après-midi aujourd'hui, parce que en ce moment, avec les trente-cinq heures et les vacances, on est peu nombreux. Je fais des heures sup. On ne se verra pas beaucoup. Quand j'arrive, vous dormez.

Zina était une incorrigible bavarde. En recoupant tout ce que j'avais appris depuis la veille avec ce qu'elle me disait, je distinguais de mieux en mieux ce qui m'arrivait. C'était l'horreur.

D'abord la douleur, puis cette fièvre de cheval qui était le signe le plus tangible de l'infection. Enfin, j'étais seul. Affreusement seul.

« À quoi bon, me disais-je, je dois être foutu et c'est peut-être mieux. »

Quand vous êtes aux prises avec ce type de sentiment, c'est très curieux mais vous perdez tout sens de la responsabilité.

D'ordinaire je me faisais un sang d'encre, pour l'avenir de mes enfants par exemple. Je m'inquiétais en permanence de savoir ce qu'ils seraient devenus si j'avais eu un accident, comment ils auraient vécu, avec quel argent, qui pourrait les aider, les orienter, trouveraient-ils seulement un bon job ?

À partir du moment où j'ai acquis la conviction que des petites bêtes avaient décidé de me faire la guerre et qu'elles avaient réussi une première percée, toutes ces inquiétudes étaient balayées.

« Vous avez huit nouveaux messages... »

À six heures trente l'assistante de Stéphane Paoli qui s'inquiétait de ne pas me voir arriver au studio.

À six heures cinquante la même assistante qui s'excusait car l'équipe de nuit avait oublié de leur signaler mon absence probable.

À sept heures quarante mon père qui, ne m'ayant pas entendu à la radio à l'heure habituelle, sept heures vingt-cinq, s'inquiétait de savoir ce qui m'arrivait.

À huit heures trente c'était au tour d'un très bon

ami de m'appeler pour que je lui donne de mes nouvelles.

À dix heures deux c'est mon assistante qui me demandait si j'avais une préférence pour le restaurant où je devais déjeuner avec le directeur de cabinet du ministre de l'Économie.

À dix heures quarante mon assistante encore, pour décaler le déjeuner à treize heures trente.

À dix heures cinquante-cinq, toujours mon assistante pour savoir si je passais au bureau avant d'aller à mon déjeuner. Sinon il fallait que je rappelle Poivre sur son portable. Je ne devais pas oublier le début des enregistrements. Il fallait que je sois fin prêt à quinze heures quarante-cinq, habillé, coiffé, maquillé.

« Fin de vos nouveaux messages. Pour écouter vos messages archivés... » Je n'allais tout de même pas écouter mes messages archivés. D'ailleurs je ne les écoutais jamais. Je n'allais pas commencer aujourd'hui.

J'avais oublié la plupart de ces engagements. Je ne m'en moquais pas. Ils m'étaient indifférents. J'étais sorti de ce monde-là. Ce n'était plus le mien. Il ne m'intéressait plus. Déjà. Pas plus que la télévision qui marchait dans la chambre et qu'on avait branchée sur LCI. Pas plus que les journaux que Zina avait eu la gentillesse de me monter.

C'est bizarre, la vitesse avec laquelle la douleur, la maladie et l'hôpital vous détachent de votre univers habituel. En vingt-quatre heures j'étais parti ailleurs. Cette impossibilité d'honorer des engagements qui m'aurait mis dans un état de stress incroyable ne m'affectait aucunement. Je sentais vaguement qu'il aurait fallu prévenir... par politesse sans doute et pour que ceux que j'aime ne s'inquiètent pas. Était-ce pour eux ? Était-ce pour moi ?

– Mireille... Oui, vous m'avez appelé...

Il fallait que mon assistante, au moins elle, soit informée de mon absence, mais il ne fallait surtout pas qu'elle dramatise.

– Un examen bénin, lui dis-je. Non, je savais qu'il fallait que je fasse cet examen, mais j'avais complètement oublié de vous le dire la semaine dernière... Vous annulez tout ce que j'ai et vous dites qu'il a fallu que je parte en reportage. Sinon vous prévenez Bernard et vous lui demandez de m'appeler.

Bernard Volker travaillait avec moi à TF1. C'est un ami. Un frère. Il n'y a jamais eu l'ombre d'une compétition entre nous. Ce qui nous rapprochait, c'est le regard que nous portions sur les choses et les gens. Nous étions souvent d'accord. Lui pourrait m'aider sans arrière-pensées.

– Papa, oui, tu m'as appelé. Non, j'ai eu un petit accident de santé en rentrant de *La Sourdière* et je suis à l'hôpital, mais ce n'est pas grave... Non, j'ai un peu mal à l'épaule... J'en ai sûrement pour deux ou trois jours, pas plus... Je suis à l'hôpital de la Croix-Saint-Simon... Tu peux m'appeler bien sûr... C'est cela. Salut.

Les conversations avec mon père étaient brèves. Je n'abordais jamais le premier les éventuels problèmes de santé sinon j'étais piégé pour trois heures. À quatre-vingt-deux ans, il se portait comme un charme mais il était convaincu de pouvoir contracter toutes les maladies possibles. Il voyageait encore un peu. Ses deux occupations principales étaient de surveiller les cours de la Bourse et de consulter les dictionnaires médicaux afin de découvrir une maladie qu'il n'aurait pas encore eue. Il les connaissait toutes ou presque.

Quand la Bourse fermait en fin d'après-midi et qu'il posait ses magazines de santé, il n'était pas désœuvré pour autant. Il se mettait à remplir des feuilles de Sécurité sociale ou de mutuelle.

Mon père était la caricature du client de la Sécurité sociale. Plus il envoyait de feuilles de remboursement, plus il achetait de médicaments, plus il était satisfait. D'abord, toutes ces pilules le rassuraient. Ensuite, il était convaincu de récupérer, de la sorte, une partie des sommes astronomiques qu'il avait payées sous forme de cotisations sociales et d'impôts au long de sa vie. Cette attitude m'agaçait parce que je mettais, moi, un point d'honneur à ne rien dépenser.

La Sécurité sociale, qui fait l'objet de critiques nombreuses, était entre nous un sujet de discorde et même de conflit. Chaque fois que je commettais un éditorial dénonçant les gaspillages de dépenses médicales ou rappelant la nécessité de réformer notre système d'assurance maladie, il me téléphonait dans la minute pour m'engueuler. Je l'ai soupçonné de faire partie de ceux qui m'écrivaient pour m'expliquer que, n'ayant jamais été malade, je me permettais comme beaucoup de journalistes de parler sans savoir. Ce jour-là je n'avais ni l'envie, ni l'énergie pour débattre. Je n'avais qu'un désir : raccrocher et m'enfouir la tête dans les oreillers.

En reposant le téléphone sur la table de nuit je me suis aperçu que je n'avais donné à l'hôpital ni renseignements, ni papiers d'identité, ni numéro de Sécurité sociale, ni adresse. Je m'étonnais d'ailleurs qu'on ne m'ait encore rien demandé.

– Ah ! c'est le miracle de l'hôpital, monsieur Sylvestre. On a tout réglé, rempli les papiers. On a fouillé dans vos affaires et trouvé votre passeport cette nuit, me dit Zina, c'est comme cela que les filles des urgences ont vu que vous étiez de la télé. Mais moi je vous avais reconnu. J'ai un grand fils qui vous appelle le commandant Sylvestre. Il vous aime bien parce qu'il fait des études d'économie. On a tout remis là dans le tiroir. On a téléphoné ce matin à votre bureau pour avoir votre numéro de Sécu. Et puis un jour, quand vous pourrez marcher, vous descendrez au bureau remplir quelques papiers mais rien ne presse.

La visite des médecins a eu lieu quelques minutes plus tard. Ils sont arrivés dans la chambre à cinq, puis six. Cinq hommes en blanc, puis une femme avec stéthoscope autour du cou, puis deux infirmières.

Je ne les avais jamais vus mais eux connaissaient

mon dossier. Ils ont entouré mon lit. La fièvre, conjuguée à la lumière assez faible, me donnait l'impression d'être cerné par des géants menaçants.

Ils parlaient entre eux, je saisissais quelques bribes de phrases mais je ne comprenais pas la cohérence de l'ensemble.

– De la température ? Combien ?

– On a le résultat, la formule sanguine... oui mais par rapport à la première, celle que Brodaty avait fait faire... Ça s'est aggravé ? Ah oui...

– Bon, les radios ? On voit très nettement la façon dont l'articulation a été attaquée.

– Le protocole d'antibios sera prêt quand ?

– Le labo pense terminer demain.

Je ne savais pas qui parlait. J'ai appris plus tard que j'avais face à moi deux des patrons de cet hôpital, un rhumatologue et un chirurgien spécialiste des articulations.

Il y avait aussi le radiologue, un bactériologiste, un interne en rhumatologie que je retrouverais beaucoup plus tard, en août, et puis Sophie, une kinésithérapeute. La kiné de l'hôpital, celle qui ferait plus tard aussi un boulot de chien pour m'aider à regagner un semblant de mobilité. On n'en était pas là. On en était même très loin. Les conciliabules de ce conseil de guerre ont bien duré trente minutes, quand soudain :

– Je suis Patrick Mamoudy, chef du service orthopédie de cet hôpital, je travaille avec mon confrère Jean-Marc Ziza, qui est lui chef de service en rhumatologie. Vous avez ici à peu près toute l'équipe qui va s'occuper de vous...

Pour moi qui n'avais jamais posé les fesses dans un lit d'hôpital auparavant, c'était du chinois. Je savais à peine la différence entre un chef de service et un interne.

– Je voudrais vous dire la vérité. Ce que vous avez ou ce que nous croyons que vous avez... c'est sérieux. Très sérieux. Nous allons avoir besoin de votre aide.

Il n'y allait pas avec le dos de la cuillère.

– Nous sommes sûrs maintenant que vous avez contracté une infection, un bacille. C'est un staphylocoque à tête dorée, qui s'est localisé dans l'articulation de l'épaule. Il vous a abîmé une partie de l'os, et comme l'épaule est une articulation assez compliquée, ça vous a détérioré le fonctionnement du bras, puis de l'avant-bras. Bref, cette petite bête circule assez vite... mais je dois dire que, grâce à vos médecins, on a pris le mal dès le départ. L'objectif est d'empêcher ce staphylo de migrer ailleurs, puis de le détruire. On a commencé, mais dès qu'on en saura plus, on ajustera tout cela.

J'avais l'impression d'assister à une réunion d'état-major ou à un conseil de guerre, dont j'aurais été le théâtre. J'ai très vite découvert qu'il ne s'agirait pas d'une guerre éclair, mais d'une guerre de tranchées.

– On va avoir une semaine difficile, poursuivait-il, semaine pendant laquelle on saura si, oui ou non, on peut se battre contre ce staphylo.

– Une semaine, ce n'est pas possible !

– Monsieur Sylvestre, je crois que vous n'avez pas compris les risques que vous courez. La semaine qui vient est décisive pour vérifier que l'antibio fonctionne. Après, je préfère vous dire que le traitement par perfusion intraveineuse va durer six semaines. Ensuite, vous aurez encore six semaines de traitement par voie orale. Parallèlement vous aurez deux séances de kiné par jour, pour que vous ayez le maximum de chances de récupérer votre épaule. Sophie, qui est là, vous en parlera.

J'étais abasourdi. Je savais désormais que je resterais ici jusqu'à la fin du mois d'août. Au mieux. Je ne le croyais pas. Il devait y avoir une erreur quelque part. Ce n'était pas possible.

– C'est le scénario le plus favorable, celui sur lequel nous allons tous travailler, avec vous...

Un autre scénario était donc possible.

– Oui, il y en a un autre, qui nous obligerait à vous opérer, c'est-à-dire à vous amputer pour éradiquer ce mal. Je pense qu'on n'ira pas jusque-là, mais on sera fixés à la fin de la semaine.

Personne d'autre n'avait parlé. Chacun essayait d'éviter mon regard. Les uns s'étaient plongés dans les radios, certains détaillaient la courbe de température.

Le docteur Mamoudy s'était approché de moi sur le côté droit du lit et n'avait pas cessé de me regarder. Il parlait clairement, avec assurance.

Je n'en pouvais plus. J'allais passer la semaine avec

cette idée que si les tests et les analyses n'étaient pas satisfaisants il me faudrait perdre le bras gauche pour éviter de perdre le reste.

– Allez, on va avoir un rendez-vous comme celui-là tous les jours, mais vous aurez fait, avant que je n'arrive, une radio et une prise de sang. En fin d'après-midi, vous recevrez la visite de Jean-Marc Ziza qui va suivre l'évolution du traitement, et ensuite Sophie vous expliquera le programme de kiné, mais pas avant la semaine prochaine... et puis il y a toute l'équipe, un interne, deux externes qui sont là nuit et jour.

Je n'osais plus rien dire. Rien suggérer.

– Est-ce que je peux vous demander comment j'ai pu attraper cette saleté ?

– On n'en sait rien... On va faire des recherches, mais pour l'instant on en est réduits à des hypothèses. D'ordinaire ce type d'infection se contracte à l'hôpital pendant une opération, c'est ce qu'on appelle une maladie nosocomiale, c'est-à-dire une maladie qui vous aurait été transmise lors de soins médicaux, mais au premier abord ça n'est pas le cas. Vous n'êtes pas allé à l'hôpital ces derniers temps. Il faudra vous souvenir si vous n'avez pas été voir quelqu'un dans une clinique, si on ne vous a pas donné des soins, fait des piqûres... On a trouvé du staphylo dans le nez aussi... Ce qui est sûr c'est qu'il y a beaucoup de microbes comme ceux-là qui se baladent. N'importe qui peut les attraper s'il est dans un état de fatigue ou de fragilité. Or votre état général est très dégradé. On va chercher, et on va trouver.

– Ça peut avoir un rapport avec ce que j'ai eu à l'œil droit, il y a trois semaines ?

– Pour l'instant, on ne voit pas le rapport, mais c'est une piste que l'on va explorer. Ce qui est sûr c'est que vous n'aviez pas fait tous les examens qui vous avaient été prescrits et qu'il va falloir les faire à partir de la semaine prochaine... notamment cette endoscopie œsophagienne.

– Je ne l'ai pas faite parce que je n'en ai pas eu le temps, et il paraît que ça fait très mal...

– Ce n'est pas très agréable, mais il faudra la faire. On vous fera transporter au service de cardiologie de l'hôpital Pompidou pour cela. C'est un examen qui nous permettra de savoir aussi si vous n'avez pas une infection du myocarde... Le myocarde, c'est la paroi interne du cœur, et il n'est pas rare que les staphylocoques que vous hébergez commencent à visiter le cœur. Une fois de plus on n'en est pas là. Allez, bon courage... Je repasserai vous voir demain. Ah ! j'oubliais, on va faire en sorte d'alléger la douleur. Ne vous inquiétez pas, si ça continue à vous faire mal, on augmentera les doses.

Le conseil de guerre venait de se terminer.

Curieusement j'aurais dû être paniqué par cette armada de médecins et ces perspectives qui n'étaient pas réjouissantes, mais finalement j'étais assez rassuré par la fermeté et la détermination de tous ces professionnels. Je n'avais plus ce sentiment d'abandon.

– Vous pleurez... ?

Zina venait d'entrer.

– Je voulais vous dire au revoir, je vous reverrai demain matin, mais faut pas déprimer !

Je ne déprimais pas... enfin, pas plus qu'avant d'avoir vu les médecins. Je me sentais minable. Pitoyable. Petit. Incapable de me retenir.

Je n'en revenais pas de voir autant de médecins partir dans cette bagarre contre un ennemi invisible. Il devait y avoir des malades plus gravement atteints que moi.

– Je ne sais pas ce qu'il faut vous dire, murmura Zina. Si vous pleurez parce que les médecins s'occupent de vous, dites-vous bien qu'ils font leur métier. Ils font leur métier. Un point c'est tout. Allez, je me sauve. Vous aurez des infirmières très gentilles cet après-midi. Si vous avez un problème, vous appelez Ginette, c'est une copine à moi, et elle vous aime bien, enfin elle aime beaucoup ce que vous faites.

Zina était sortie. Je pouvais fondre en larmes de nouveau. Mon épaule me faisait moins mal. Il faisait chaud dans la chambre. Les volets avaient été baissés. L'étage était calme. On entendait peu de bruits venant du couloir. Comme si l'hôpital s'était assoupi en ce début d'après-midi. Les seuls bruits qui venaient troubler le silence de l'étage étaient ceux du téléphone.

– Allô, papa, c'est Marie, j'arrive. Tu aurais pu m'appeler pour le choix de ton hôpital, parce que je sors du métro, ce n'est pas la porte à côté, ta résidence de vacances.

C'est son grand-père qui avait dû la prévenir après mon coup de fil. Elle avait quitté son travail immédiatement et sauté dans une rame de métro pour aller de l'Étoile à la mairie de Montreuil.

– Salut... Alors, qu'est-ce que tu as encore inventé pour te faire remarquer ?

En entrant dans la chambre, elle avait abandonné le ton distancé qu'elle avait au téléphone tout à l'heure pour un ton grave, et lent, sans doute à cause de l'ambiance, de la lumière tamisée.

– Je n'ai pas envie de rire. Tu peux me parler normalement.

– Je te parle normalement.

– Non, tu me parles comme à un malade, comme si j'étais mourant...

J'avais raison, elle ne me parlait pas comme d'ordinaire, mais les autres également, Zina par exemple, prenaient beaucoup de précautions.

– Papa, j'ai eu Lee, elle est inquiète aussi, elle a essayé de te joindre sur ton portable ce matin, à ton bureau. Du coup elle m'a appelée... puis on s'est parlé. Elle va arriver.

Je voulais lui raconter tout ce qui s'était passé depuis la dernière fois qu'on s'était téléphoné, le samedi, pour qu'elle m'aide à comprendre. Elle m'arrêta tout de suite.

– Je sais tout, j'ai appelé Brodaty et Krainik. Ils m'ont tout expliqué. Tu es dans le meilleur hôpital spécialisé dans les infections.

Tout cela avait été si brutal.

– Lolo s'est mise aux abonnés absents, ce n'est pas très bien mais qu'est-ce que tu veux qu'on fasse ? Je suis là, et puis Lee va venir, et tu es pris en charge dans un très bon hôpital avec les meilleurs médecins, et puis je m'occuperai d'Arthur dès qu'il rentrera de vacances, et puis on se débrouillera sans Lolo.

Marie avait un tonus incroyable. Du moins me le faisait-elle croire.

Comment pouvait-elle remettre les pieds dans un hôpital, après les épreuves qu'elle venait de subir elle-même ?

VII

Libido zéro

J plus trois. Elle n'avait pourtant aucun sens de l'orientation. Au bout de trois jours, Lee connaissait l'itinéraire par cœur. Pour se marrer et me distraire elle me débitait parfois le trajet comme l'aurait fait un guide touristique ou un chauffeur de bus. Départ de l'Étoile, les Champs, les quais, Nation, rue des Pyrénées, puis la porte de Montreuil. Là, tout le monde descend. Total, une heure d'embouteillages.

Pour ma part, je serais bien incapable, de retrouver l'hôpital de la Croix-Saint-Simon. En deux mois j'en suis tout de même sorti cinq ou six fois pour aller dans d'autres établissements et d'autres labos, faire des scanners, des IRM, des analyses. Mais chaque fois je l'ai fait en ambulance et souvent en piteux état.

J'ai dû visiter la moitié des hôpitaux de Paris. J'étais comme un touriste qui aurait pris un gîte ou loué une chambre d'hôte et qui ensuite aurait sillonné la région pour la visiter.

Cet hôtel de la Croix-Saint-Simon était charmant, le personnel y était compétent et assez gentil, les autres vacanciers qui venaient de la France entière étaient sympathiques. J'avais beaucoup de distractions, notamment le matin car on s'occupait de moi comme d'un bébé.

Les organisateurs avaient même pris soin de prévoir des excursions et des visites dans les hôpitaux des environs. Je rayonnais donc autour du village, situé dans ce quartier très exotique qui devait rappeler le matin les marchés de Saint-Louis du Sénégal et l'après-midi les souks de Marrakech. D'après beaucoup de mes visiteurs, le quartier n'était pas antipathique. Je me suis aperçu plus tard qu'il était plutôt intéressant.

Avec son allure de top model – 1,80 mètre, cheveux très blonds – et son look de femme qui travaille dans une agence de pub, Lee, il est vrai, ne s'y sentait pas forcément en sécurité. Surtout quand elle venait me rendre visite le soir entre vingt heures et vingt-deux heures. Les boubous, les 404 cabossées, la poussière et les klaxons, ça la changeait des terrasses du Fouquet's ou du bar Fly de l'avenue Georges-V. Au bout d'un moment, elle a reconnu qu'elle risquait sans doute moins dans ce quartier que sur les Champs-Élysées.

La première fois, Lee est arrivée à l'hôpital les bras chargés de savon, dentifrice, gants de toilette, rasoir, crème à raser, shampooing... Elle avait dévasté les rayons d'une parapharmacie. Elle s'était même arrêtée dans une parfumerie pour y acheter de l'*Eau de Guerlain* avec la savonnette assortie. Bref, elle avait apporté tout ce qu'il fallait pour tenir un siège assez long dans des conditions de propreté et d'hygiène acceptables.

L'attention était délicate, car je n'avais strictement rien emporté de chez moi. Cependant je m'en foutais royalement. J'étais aplati dans ce lit, une perfusion dans le bras droit et le côté gauche paralysé par la douleur. Incapable de parler, de bouger, de réagir.

– Je te trouve mal, dit-elle, quand je pense qu'il y a trois jours tu voulais jouer au golf...

– Oui, je voulais... Bien sûr, tu sais, je m'en fous, je ne me fais pas d'illusions... Je vais te dire une chose, ce mal me paraît tellement insidieux et mystérieux que j'ai l'intuition que je ne m'en sortirai pas. Je te le dis à toi, je n'en ai pas parlé à ma fille tout à l'heure parce que j'imagine qu'après ce qu'elle a vécu, ça doit remuer dans sa petite tête.

– J'ai discuté avec les médecins, c'est vrai qu'ils prennent ton cas au sérieux. Mais je n'ai pas trouvé leur scénario trop noir... Ils m'ont expliqué ce que tu sais. Ils essaient d'identifier le staphylocoque, et d'enrayer la progression. J'ai compris qu'il n'y avait pas de risques que cette bactérie passe dans le sang et monte au cerveau... J'ai compris aussi qu'ils voulaient à tout prix éviter une opération chirurgicale à l'épaule.

Je me doutais bien qu'ils en avaient parlé, de cette éventuelle opération. Dans beaucoup de cas ils essaient de gratter l'os, d'extirper les bactéries. Au bout du compte, ils amputent. Évidemment que j'y pensais.

– Tu vois, Lee, j'ai les meilleurs médecins de la spécialité, me dit-on, ils ont commencé à me faire des analyses dans tous les sens. Ça va coûter un argent fou, colossal... Et tout cela pour quoi ? Peut-être pour rien. Parce que je vais crever... Je ne le sens pas, ce coup.

Lee, qui m'écoutait marmonner mes salades, me considérait à ce moment-là comme vraiment malade.

– Tu creuses peut-être le déficit de la Sécu mais tu as surtout creusé ton visage, tu es très pâle. Je vois que même malade tu ne peux pas t'empêcher de dire des bêtises. Tu es vraiment dingue. Je vais te laisser dormir. Tu es surveillé par une demi-douzaine de médecins.

Ce qui m'étonnait, c'est que j'étais capable de débiter mes idioties sur un ton uniforme, monotone, sans respirer. Les mots s'enchaînaient les uns aux autres sans aucun énervement de ma part. Il fallait que j'exprime un certain nombre de vérités avant de ne plus pouvoir le faire. Je n'éprouvais aucune colère. J'étais inconsciemment pressé. Pressé de quoi ? Dès les premiers jours, j'ai été envahi par cette certitude que le temps m'était désormais compté.

Nous allions avoir trois ou quatre jours difficiles. Ma fille Marie et Lee, qui restaient très présentes à mes côtés, en étaient aussi convaincues. Le temps de connaître le verdict des analyses et les premières réactions au traitement antibiotique. Le vendredi, on serait fixés.

Curieusement, je me faisais tranquillement à l'idée que c'était foutu ou qu'alors je n'y pouvais rien. Je crois aussi que ma résignation se nourrissait des tonnes de calmants qu'on m'avait administrés.

Tout se passait comme si, en vingt-quatre heures, on m'avait débranché de la vie quotidienne. Le bureau m'appelait pour gérer des rendez-vous à venir, et je n'y prêtais plus aucune attention. Aucun intérêt. Les réponses que mon assistante sollicitait au téléphone étaient floues, partielles, déconnectées et irresponsables au sens propre.

Avec le recul, je ne comprends toujours pas comment j'ai pu passer aussi vite d'une hyperactivité au détachement le plus total. Comme quoi, ce que je vivais jusqu'alors ne devait pas être si important...

– Je ne sais pas... Non, je ne serai pas debout la semaine prochaine... Il faut tout annuler... Je n'en sais rien... Il faut me laisser... Le courrier, les appels... Soyez gentille, on verra cela après ! Plus tard !

Ce n'est pas que tout me fatiguait, c'est que rien ne m'intéressait. Je n'étais plus concerné par quoi que ce soit. L'hospitalisation m'avait fait passer du monde des vivants actifs à celui des malades désabusés.

Du fond de mon lit, je voyais Lee comme une envoyée spéciale du monde du dehors qui ne me concernait plus.

Au bout de trois jours, alors que j'attendais le verdict des analyses, je me sentais exténué mais protégé, abrité des risques extérieurs. Dans cette sorte de cocon mon rythme de vie était très réglé.

La nuit, j'avais trois visites importantes pour recharger les perfusions en médicaments et vérifier qu'elles fonctionnaient correctement. À vingt-deux heures, à deux heures du matin et à six heures. Toutes les quatre heures, on me redonnait des doses d'antibiotiques. On faisait le plein en veillant à ce que les perfs ne soient pas bouchées.

Parallèlement, je devais, trois fois par jour, absorber les cachets que la pharmacienne de service m'apportait en fin d'après-midi. Elle les préparait dans des boîtes de différentes couleurs. La bleue pour le soir, la jaune pour le matin et la rouge pour le midi. Je devais avaler une dizaine de pilules chaque fois.

Le petit déjeuner était servi vers sept heures du matin. Un sachet de thé dans un bol d'eau brûlante, un petit paquet de galettes bretonnes et un yaourt nature.

Chaque jour, quand on m'apportait le plateau du petit déjeuner, je pensais curieusement à ce qu'on sert dans les avions d'Air France qui volent sur les lignes intérieures et qui partent assez tôt le matin. J'aurais pu rêver des buffets qui sont offert au Club Méditerranée ou des grasses matinées qui se terminent sur la terrasse de *La Sourdière* au mois de juillet. Non, j'étais obsédé par les misérables galettes qu'on inflige à ceux qui paient une fortune pour l'aller et retour dans la journée sur Toulouse, Marseille ou, encore plus *fun*, sur Strasbourg.

Après avoir bu cette infusion, j'aurais dû faire ma toilette, mais comme j'étais incapable de me lever seul et surtout de me mouvoir sans risquer de faire des nœuds avec les tuyaux de la perf, je ne faisais pas de toilette.

Les aides-soignantes qui auraient dû m'aider étaient trop peu nombreuses. En ce mois de juillet, elles m'avaient expliqué qu'avec les vacances elles tournaient à effectif réduit.

– En août, ça ira peut-être mieux, parce qu'on aura fermé des lits, m'avait-on précisé, sauf qu'on nous dit cela tous les ans mais qu'ils n'y arrivent jamais. Enfin, cette année, ils vont faire des travaux, donc il va bien falloir renvoyer des malades.

J'apprenais beaucoup de choses. Ce matin-là, j'ai su aussi que, dans l'esprit des aides-soignantes, je serais encore là au mois d'août, ce que je n'avais jamais totalement envisagé.

L'avenir confirmerait toutes ces rumeurs. Il y aurait bien des travaux, ce qui ferait un bruit d'enfer. Et moi j'aurais l'insigne honneur d'être encore là.

Après ce petit déjeuner royal, j'avais la chance, certains jours, de voir Zina venir me passer un gant de toilette sur le visage ou m'attraper une brosse à dents. Elle n'avait guère le temps de faire davantage. Ni elle, ni les filles qui travaillaient avec elle.

Je me suis rendu compte très vite qu'il y avait à l'étage des cas pas forcément plus graves que le mien mais qui nécessitaient des soins beaucoup plus attentifs. Ces vieillards dont les os se sont brisés et à qui on a greffé des hanches artificielles. Cet Italien complètement broyé dans un accident de moto et que l'on a reconstitué, morceau par morceau, tel un puzzle. Et que dire de tous ces enfants en très longue maladie, pour lesquels l'hôpital était devenu à la fois leur vraie maison et leur école.

Au bout de quelques jours j'ai eu la chance d'avoir beaucoup de visites, les amis, les collègues de bureau. Ces visites me faisaient un bien fou, sauf que j'avais le sentiment de ne pas les mériter. Aurais-je été capable comme cette petite Vanessa de traverser tout Paris et d'apporter tantôt une tarte aux pommes, tantôt de la confiture ? Je ne mangeais rien d'autre que la nourriture de l'hôpital, et encore ! J'étais trop mal. Maritchu, une amie de bureau, appelait tous les jours. Elle me donnait des nouvelles du front qui ne m'intéressaient plus mais le seul fait d'entendre une voix me dopait pour quelques heures, me raccrochait à un semblant de vie. Ma femme, Lolo, ne s'était toujours pas manifestée.

Je ne me voyais pas demander à un ami en visite

de m'aider à faire ma toilette. Je me débrouillais donc avec mon *Eau de Guerlain*. Je devais être sale, mais je sentais bon.

Au cours des huit premiers jours d'hospitalisation, j'ai eu une seule et vraie toilette. Lee, qui s'arrangeait pour passer tous les soirs, a été prise un jour d'un accès de fièvre rageuse et s'est mis dans la tête de me laver de pied en cap.

Nous attendions les résultats de toutes les analyses pour le lendemain. Le moral n'était pas au beau fixe. C'était plutôt avis de tempête sous mon crâne. Tout était possible.

Avec beaucoup de précautions elle a donc réussi à me mettre debout près du lit. Je me tenais d'un côté à son dos, de l'autre à la perche à roulettes sur laquelle étaient suspendus les médicaments qu'on me perfusait.

Non sans difficulté, Lee m'a ôté la blouse verdâtre dont j'étais affublé depuis le premier jour. En quelques minutes, elle a réussi à me savonner de la tête aux pieds. Je me suis senti mieux très rapidement. L'odeur du savon, la fraîcheur de l'eau.

L'exercice était assez humiliant. Cette incapacité à me débrouiller seul me gênait grandement. Ce fut donc un lavage utile. Sans plus. Sans plaisir. Plaisir est un mot qui ne doit pas entrer souvent à l'hôpital. Rien à voir avec les longues séances de massage sous la douche, ou dans la baignoire.

– Tu ne vas pas faire d'exploits, dit-elle en s'attardant sur mes fesses, mes cuisses... Libido zéro.

Hormis la fraîcheur du gant je ne sentais strictement rien. Pire, je n'avais même pas envie de ressentir quoi que ce soit. Je concentrais alors toute mon énergie à rester debout appuyé sur le lit et retenu par la perche des perfusions. Cette situation de dépendance dans laquelle j'étais la faisait sourire. Moi, pas du tout.

Lee ne ménageait pas sa peine. Elle ne me devait rien. Elle avait son boulot, ses amis. Il faisait beau et j'imaginais qu'elle aurait pu aller passer du bon temps à la terrasse d'un restaurant.

Par moments, elle me paraissait perturbée. Elle m'expliqua plus tard que la dernière fois qu'elle était allée si souvent dans un hôpital, elle avait quinze ans : sa mère mourait d'un cancer généralisé. À chacune de ses visites, tous les souvenirs attachés à l'agonie de sa mère lui explosaient dans la tête. Elle s'était sentie tellement impuissante et paumée à l'époque qu'elle s'en voulait encore. Elle m'affirma qu'en s'investissant ainsi avec moi, elle avait l'impression de se rattraper.

Elle avait décidé de m'accompagner dans cette douleur et d'adoucir autant que possible ces moments pénibles en apportant tout ce qu'elle pouvait apporter : de l'affection, de l'attention, de l'amour aussi, mais surtout de la présence.

J'imagine que l'exercice n'était pas facile. J'étais surtout dans l'incapacité de rendre ou de donner quoi que ce soit, à l'exception des emmerdements liés à mon état. J'étais faible et souvent de mauvaise humeur. Pour le reste, j'étais sinistré. Je n'avais rien à raconter d'intelligent, rien à dire d'intéressant ou de drôle. Professionnellement, j'étais stérile. Inutile d'essayer de lire. Pascal Praud, journaliste sportif spécialiste de football et qui m'a témoigné une amitié et un soutien inconditionnels, m'avait apporté les mémoires d'Alexandre Dumas, un pavé de mille cinq cents pages. Je ne le lui ai jamais avoué, mais le bouquin me servait à caler mon oreiller.

Je n'avais plus aucune force. Je ne me sentais ni le goût de séduire, ni l'envie de discuter. Plus les jours passaient, plus je me moquais de me détacher ainsi du monde normal et civilisé.

Le repas du midi était servi vers onze heures trente. Un peu avant la grande visite des médecins, le conseil de guerre. Le déjeuner n'avait aucun intérêt. Des crudités, tomates-concombres, un steak haché et une compote de pommes. Je n'avais pas faim et j'avais un mal de chien à manier la fourchette. Le couteau, n'en parlons pas. À cette heure de la journée, je n'avais personne pour m'aider.

Le repas du soir était différent. À dix-huit heures, on m'apportait l'inévitable soupe de légumes, poireaux-pommes de terre, l'inévitable tranche de jambon blanc avec soit de la purée de pommes de terre soit des endives cuites à la vapeur et, pour terminer, l'inévitable compote. L'ambiance était plus bruyante aussi, parce que, à cette heure-là, j'avais très souvent des visites. Ma fille arrivait, suivie de Lee une heure ou deux plus tard. Ces visites donnaient à mes dîners un côté « souper du roy ». Sauf qu'il fallait faire un gros effort d'imagination, ce dont au début je n'avais aucunement la force.

Je n'avais faim de rien. Même pas de connaître le résultat de toutes ces analyses qu'on m'avait promis pour le lendemain.

VIII

Les infections nosocomiales tuent dix mille personnes par an

J plus quatre. Jeudi soir. « Un staphylocoque Aureus méticilline sensible. » Merci d'être venu.

Après quatre jours d'hospitalisation, les médecins avaient repéré la petite bête qui s'était invitée chez moi et qui avait commencé à me grignoter les articulations. Ils pouvaient donc mettre au point un protocole d'antibiotiques spécifiquement adapté à ce genre d'individu microbien.

On allait pouvoir enfin opposer des armes de destruction massive à cette armée de staphylocoques à tête dorée. L'Orbenine et la Gentamycine me seraient administrées directement dans le sang par les perfusions.

C'est le chef-adjoint du service de chirurgie orthopédique qui est venu m'annoncer la bonne nouvelle. Pour lui, c'était une bonne nouvelle. Moi, je ne me rendais pas compte de l'importance de cette découverte.

Je reconnaissais à peine cet homme. J'en avais vu tellement défiler dans ma chambre depuis trois jours que j'étais bien incapable de distinguer un interne de ses chefs de service. Alors, qu'on ne me demande pas de trier les staphylocoques !

Les externes, je les avais repérés car ils sont plus jeunes. Quand tous les médecins envahissent la chambre pour la visite quotidienne, j'avais quand même compris que ceux qui parlent en posant des questions ce sont les chefs. Et ceux qui répondent en donnant les chiffres ou en rappelant les prescriptions de médicaments ce sont les autres. Ils sont tous habillés de blanc mais les premiers ont tendance à laisser leur blouse ouverte alors que les seconds la boutonnent très soigneusement.

Ce chef-adjoint-là, j'aurais pourtant dû m'en souvenir. C'est lui qui, dès le premier soir, vers minuit, avait ordonné les prélèvements de liquide infecté dans mon épaule et avait décidé sans attendre le lendemain de m'administrer les premiers antibiotiques.

C'est sans doute lui, qui, dans cette nuit anonyme du début de l'été, m'a sauvé la vie.

Son chef de service m'a précisé ensuite que si on m'avait laissé aux urgences sans rien faire, en attendant, le lendemain, la visite des médecins chefs, je ne m'en serais pas sorti indemne. J'en ai conclu que j'en serais mort. Mort, ou d'une septicémie, car le bacille circulait très vite, ou d'un coma, parce qu'il serait monté au cerveau. Au mieux, il serait resté dans l'épaule, mais il aurait fait de tels dégâts qu'il aurait fallu amputer.

Je n'étais pas mort de septicémie, je n'avais pas sombré dans le coma et, dans trois mois, je pourrais réutiliser presque normalement mon épaule gauche. J'avais donc eu énormément de chance et je devais cette chance à un médecin qui n'avait, selon lui, fait que son travail.

– Je n'ai fait que mon travail, m'a-t-il répété beaucoup plus tard lorsque je suis retourné le voir pour une visite de routine.

– Non, vous n'étiez pas obligé de revenir en pleine nuit pour me voir.

– Non, mais personne ne m'a obligé à devenir médecin.

Visiblement il ne voulait pas entrer dans ce débat qui pourtant n'allait pas cesser de m'obséder : Comment reconnaître un bon médecin d'un mauvais ? Comment savoir si l'interne qui est de garde va revenir en pleine nuit, faire le bon diagnostic et prescrire ce qu'il faut ?

L'interne de garde m'avait bel et bien sauvé la vie, grâce au hasard, à la chance ou à mes amis médecins qui m'avaient envoyé dans cet hôpital en toute connaissance. Je n'avais pas eu le choix.

Personne n'a le choix. Quand vous arrivez aux urgences, quel que soit l'hôpital, vous n'avez aucunement le choix du médecin qui va vous soigner.

Vous êtes bien incapable de demander quoi que ce soit. Ceux qui prétendent qu'on peut toujours choisir son médecin me font doucement rigoler. Comme si on choisissait l'endroit où on a un accident !

– Eh bien voyez-vous, ma chère, quitte à faire trois tonneaux avec ma voiture, je me propose de les faire sur l'autoroute A 81, pas très loin de Rennes.

– Pourquoi Rennes ?

– Parce que à Rennes il y a un CHU, et que dans le CHU il existe un service de traumatologie qui a une réputation d'enfer.

Dialogue surréaliste.

Foutaises que tout cela ! Les classements du *Point* ou du *Fig Mag* qui dressent le hit-parade des services hospitaliers, c'est bien, mais difficile à utiliser comme un guide Michelin.

Au début, on s'était donc battus contre un ennemi non identifié avec des armes qui n'étaient pas forcément adaptées. Les médecins, eux, s'étaient battus, parce que moi j'avais abandonné très vite devant la douleur et l'incompréhension de ce qui m'arrivait. Au bout de trois jours, les services de renseignements avaient donc parlé et ils étaient plutôt satisfaits.

– La difficulté, m'avait expliqué l'interne, c'est de tomber sur des staphylos rares et coriaces contre lesquels on n'a pas d'antibiotique. Ça arrive malheureusement aujourd'hui, parce que les bacilles ont muté. Depuis le temps qu'ils côtoient des antibios, ils réussissent à s'en protéger. Ils se blindent.

– Ça vient d'où ce problème ?

– Ça vient du fait que depuis trente ans les médecins généralistes ont pris l'habitude de prescrire des antibiotiques dès que le malade a un pet de travers. En avant le Clamoxil®. Toute une génération de Français, mais pas seulement, a été élevée aux antibiotiques. Résultat : les microbes se sont habitués, nos organismes n'ont plus de défenses naturelles et la recherche pharmaceutique n'a plus de molécules antibiotiques efficaces. Au bout de la chaîne on récupère des gens comme vous qui risquent de mourir d'une septicémie si on ne trouve pas la bête. Rassurez-vous, je crois vraiment qu'on l'a trouvée.

Si je suivais son explication, j'avais failli mourir d'un excès d'antibiotiques à l'adolescence.

– On fera un état complet de la situation demain à la visite, mais c'est vrai qu'on y voit plus clair... On va pouvoir commencer à réfléchir sur les causes et les raisons de cette infection.

Je ne voyais pas ce qu'ils pouvaient encore découvrir et ça m'inquiétait. Tout m'inquiétait. Finalement, le fait d'avoir identifié la bactérie ne me donnait aucune garantie sur la suite des événements.

– On saura déjà comment est arrivé cette bactérie. Pour nous c'est un peu un mystère étant donné que vous n'avez récemment subi aucune opération, aucun traitement à l'hôpital. Vous ne vous en souvenez pas mais on a fait des prélèvements à l'entrée de chacun de vos orifices, dans le nez, la bouche, les oreilles, au bord des yeux aussi.

– Et la bite, le cul aussi ? Je ne m'en souviens pas !

– La bite et le cul aussi, on verra... Mais on verra demain, on aura tout.

Il pouvait toujours parler, je n'entendais pratiquement rien sinon que tout ce qu'il prévoyait n'augurait rien de bon.

Je me rappelle qu'au moment de sortir de la chambre il s'était s'arrêté net et retourné vers moi.

– Vous êtes allé chez le dentiste récemment, n'est-ce pas ?

– Oui, je suis en pleins travaux, c'est pas une bouche que j'ai, c'est un chantier en or massif, un bridge à droite qui est terminé. Des provisoires à gauche. J'ai dans la bouche de quoi remplacer ma voiture.

– Bingo ! Vous avez l'adresse du dentiste ? Je voudrais vérifier la façon dont il a travaillé.

– Quel rapport ?

– Le rapport c'est que très souvent ce type de bactérie s'introduit dans le corps via des opérations dentaires. S'il y a hémorragie, le staphylo entre dans le sang et le sang le balade dans votre corps jusqu'à ce qu'il trouve un terrain qui lui convienne. Parfois c'est le cerveau et c'est très grave, parfois c'est le cœur et nous devrons aller voir, parfois c'est une articulation...

Il fallait qu'il arrête son discours, qu'il parte et quitte la chambre. J'étais maintenant sûr que ce qui s'annonçait ne serait pas très confortable. Si j'avais pu m'enfuir et ne pas assister à la visite du lendemain, je l'aurais fait. Quitte à être gravement malade, je faisais partie de ceux qui préféraient ne pas le savoir.

Mon attitude était invraisemblable mais je n'y pouvais rien. J'aurais dû me réjouir de cette première bataille engagée, mais les recherches et les analyses qui se profilaient me terrorisaient. Comme à l'habitude, j'avais peur que les médecins découvrent quelque chose de plus grave encore. C'était mon intuition.

Mon intuition n'allait pas me tromper. Ce que je venais de vivre n'était rien à côté de ce qui m'attendait.

Le jeudi soir, Marie me parut plus détendue. Elle savait pour le staphylo, elle savait aussi que désormais les sérologies allaient dans le bon sens.

– Je ne comprends pas bien quand l'interne dit qu'ils vont rechercher les causes, mais ils les connaissent les causes, ça fait déjà trois jours qu'ils m'auscultent sous toutes les coutures et que ça me fait toujours aussi mal... Tu comprends, Marie, j'en ai marre de tout cela... Merde.

– Ne t'énerve pas, me dit-elle. Ils ne savent pas grand-chose, c'est vrai, mais ils ont repéré la petite bête, ils vont maintenant essayer de savoir comment elle est entrée, pourquoi elle s'est installée chez toi, par où elle est entrée, et où elle est allée. Ils vont essayer de freiner ses déplacements, de les prévoir. Je viendrai demain vers midi pour assister à la grande visite. En attendant, mange.

Manger, manger. Elle en avait de bien bonnes, elle. Comme si, quand vous êtes à l'hôpital avec un bras en enfer et quarante de fièvre, vous ne pensiez qu'à manger.

C'était le cadet de mes soucis. On m'avait apporté le repas du soir. Fastueux comme tous les jours. Jambon, endives, compote de pommes. Le tout arrosé d'une eau primeur de grande source. Grandiose. Je n'avais pas faim. M'aurait-on servi les œufs brouillés de Robuchon, le carré d'agneau de Guy Savoy ou la poularde de Bresse préparée comme Loiseau savait la faire, que je n'aurais rien avalé. Je crois même que j'avais oublié que ça existait.

– Je t'ai apporté des Paille d'or, des madeleines, et des galettes Saint-Michel.

Des trucs que j'aimais en temps ordinaire. Marie avait d'ailleurs repéré ce que j'appréciais alors que j'étais convaincu qu'elle n'avait jamais fait attention à ce genre de détails. Pire, lorsque je lui avais confié cette passion dévorante pour les galettes bretonnes, c'est tout juste si elle ne s'était pas précipitée pour appeler le Samu et me faire interner.

Elle aurait sans doute préféré que je sniffe de la coke ou que je prenne de l'ecsta de temps en temps. Je suis sûr que pour elle, ç'eût été plus branché. Toujours est-il qu'il a fallu que je sois hospitalisé pour qu'elle admette mon goût exacerbé pour la galette Saint-Michel. Sauf que ce soir-là, comme la veille et l'avant-veille, je n'avais pas la force d'avoir faim ! Je n'avais pas envie d'avoir faim.

– Tu as des nouvelles de Lolo ?

– Aucune, on m'a dit qu'elle avait téléphoné aujourd'hui, mais tu dormais. Elle a demandé des renseignements.

J'ai appris par la suite que l'interne l'avait reçue assez froidement.

– Remarque, je ne lui en veux pas, elle doit être mal, ça fait un an que je ne me sentais pas bien, ça fait plus d'un an que j'essayais de le lui dire, elle ne me croyait pas. Aujourd'hui, elle me manque, elle savait m'expliquer, me rassurer. J'ai essayé de l'appeler mais elle ne me répond toujours pas.

– Pas facile pour elle... elle sait bien qu'il y a Lee dans le circuit.

– Oui, Lee est formidable, mais elle n'a rien volé à personne... elle a occupé un espace qui était libre... et puis je ne vais pas me prendre la tête avec tout ça...

– Tu as mal ? me demanda-t-elle. Tiens je t'ai apporté quelque chose, dit-elle en rigolant.

Marie m'avait apporté un nain de jardin, trente centimètres de hauteur, habillé d'un pantalon bleu, d'une chemise blanche et d'un bonnet rouge. C'était le nain de jardin bien français, nationaliste, poujadiste sans doute, corporatiste sûrement mais tout cela était pléonastique.

En vérité il était affreux. Il aurait mérité d'être

kidnappé et relâché en pleine forêt par des membres du Front de libération des nains de jardin. Dérisoire, ridicule, il a déclenché chez moi un fou rire qui effaça la colère froide soulevée par l'absence de Lolo.

– Je le mettrai à *La Sourdière*. Comment savais-tu que j'en cherchais ?

– Je ne le savais pas.

– Ah si, j'aimerais bien en cacher dans la forêt. J'avais même pensé trouver des nains qui parlent. Je sais qu'il existe des nains de jardin qui se mettent à parler dès que tu t'approches d'eux. Il suffit d'enregistrer ce qu'on veut qu'ils disent. « Salut gros con. » Je t'assure que ça doit surprendre. On pourrait avoir des nains vulgaires, des nains injurieux, des nains farceurs, ou des nains cultivés, des nains qui déclameraient du Chateaubriand quand on passe à côte d'eux... Ou bien je pense à un nain Don Diègue : « Ô rage ô désespoir ! ô vieillesse ennemie ! / N'ai-je donc tant vécu que pour cette infamie ? / Et ne suis-je blanchi dans les travaux guerriers / Que pour voir en un jour flétrir tant de lauriers ? »

Ma fille était atterrée d'entendre son père déblatérer de telles inepties.

– Je suis désolée, me dit-elle, mais ce nain-là ne parle pas.

– Alors, mon petit nain, tu ne peux rien dire ? Ce n'est pas grave, on va passer l'été ensemble, tu me raconteras ta vie sans rien dire, je te raconterai la mienne...

Marie écoutait.

Entre-temps Lee était arrivée.

– J'ai eu les médecins, expliqua-t-elle, ils sont plutôt rassurants sur la nature du staphylo.

– Salut vous, Grincheux aussi est rassuré.

Grincheux, c'est le nom dont j'avais immédiatement affublé le nain de jardin. Je n'avais d'ailleurs pas fait d'excès d'imagination.

Je le présentais à tous ceux qui rentraient dans la chambre.

– Grincheux, je te présente Lee, Lee est une très belle et très jeune femme, très gentille qui s'occupe de mes états d'âme, faute de pouvoir s'occuper de mon corps. Tu rigoles, Grincheux... Pourquoi ? Mais tu bandes, petit cochon ! Mais il bande, les filles ! C'est un vrai nain bandant. Même à l'hôpital, mais on n'a pas le droit de bander, à l'hôpital.

Ça, c'était une vraie question : a-t-on l'envie et la possibilité de bander à l'hôpital ? Maintenant que j'y étais, dans l'état où j'étais, la réponse était non.

Cette question me titillait. Est-ce que les malades qui restent longtemps à l'hôpital ont la possibilité de baiser ?

Après trois jours j'étais évidemment incapable de répondre. Si j'avais la malchance de rester là, je me promettais d'éclairer ce fantasme de l'infirmière nue sous sa blouse. J'espérais avoir la force plus tard de faire ce reportage sur la sexualité à l'hôpital.

L'idée de baiser ici aux frais de la Sécurité sociale me faisait marrer et plus, car le caractère tabou de toute partie de cul, j'imagine, aurait pu m'exciter. Promis, juré, dès que j'y verrai un peu plus clair, je saurai tout.

En attendant, côté libido c'était quand même pas brillant. Lee était arrivée vêtue d'un jean qui lui moulait les fesses et d'un tee-shirt tout aussi suggestif. Comme d'habitude, elle n'avait sans doute pas de culotte. Avec ses fesses et ses mains, elle aurait pu réveiller un mort.

Après le départ de Marie, elle avait fermé les volets de la chambre et débarrassé le plateau, auquel je n'avais pratiquement pas touché. Il était déjà tard. L'hôpital s'était mis au ralenti. C'était l'heure où les équipes de l'après-midi sont sur le départ. Celles de la nuit n'ont pas commencé à tourner dans les chambres.

– Tu veux la télé ? me demanda Lee, en essayant d'allumer le poste. C'est l'heure du journal.

– Tu fais ce que tu veux, lui répondis-je. J'ai eu Poivre au téléphone cet après-midi. Il était sympa. Ils sont tous super au bureau. Il m'a dit qu'il avait eu des renseignements sur l'hôpital de la Croix-Saint-Simon. Il ne connaissait pas. Normal, personne ne connaît. Il m'a dit que c'était le meilleur hôpital pour ce type d'infection. Il m'a dit aussi que c'est ici qu'atterrissent les victimes de maladies nosocomiales. Il a commandé des sujets pour le journal. Ça me fera une belle jambe !

À propos de jambe, je savais que dans la chambre d'à côté il y avait un garçon de dix-sept ans, Jérôme, qui avait été amputé de la partie inférieure de la jambe droite et qui attendait de savoir si les médecins allaient réussir à sauver son genou. Les infirmières m'en avaient parlé. Son histoire aurait pu arriver à n'importe qui. Dix-huit mois auparavant, Jérôme avait été opéré de la jambe à la suite d'un accident de scooter. Pendant l'opération, il avait très certainement contracté une infection que les médecins n'avaient pas réussi à enrayer. Dans l'hôpital de province où il avait été opéré, les chirurgiens avaient tergiversé pendant plus d'un an, en essayant de nettoyer son genou, en grattant le cartilage, un peu comme un dentiste gratte une dent cariée, en lui donnant aussi quelques antibiotiques sans aucun résultat. Chaque fois qu'il s'inquiétait de la douleur ou du pus, on lui répondait de ne pas s'en faire, que tout allait s'arranger. Rien ne s'arrangeait. Les mois passaient, la jambe gonflait et personne ne lui donnait d'informations.

Comme souvent, c'est le centre de rééducation qui avait adressé Jérôme à l'hôpital de la Croix-Saint-Simon. Il y était arrivé deux mois plus tôt et les médecins avaient enfin découvert la bactérie qui lui mangeait les os : une *Serratus marcescents*... Autrement dit, une espèce rare, coriace. Depuis, Jérôme était sous morphine pour ne pas souffrir et sous un bouquet d'antibiotiques qui devait paralyser la bête. Parallèlement, ils avaient commencé à nettoyer l'articulation du genou en espérant la sauver afin de pouvoir poser une prothèse.

Jusqu'alors, cette infection lui avait pourri la vie.

De l'avis de l'infirmière qui me rapportait les nouvelles de l'étage, le drame avec les infections nosocomiales c'est qu'en général les médecins et l'ensemble des personnels hospitaliers n'osaient pas les assumer.

– J'ai travaillé dans d'autres hôpitaux, me disait-elle, ils ne veulent rien savoir, reconnaître ce type d'infection ce serait reconnaître qu'il y a échec. Impossible. Les médecins ne reconnaissent jamais qu'ils se trompent. Face aux malades, aux familles de malades, au personnel hospitalier, les médecins ne peuvent pas se tromper.

Du coup, les mœurs de l'hôpital sont telles qu'on ne meurt jamais d'une maladie nosocomiale, mais toujours des complications consécutives à ce pour quoi on avait été hospitalisé. Le système hospitalier préfère admettre qu'il n'a pas réussi à guérir son malade en dépit de tous les efforts qu'il a consentis. Il ne peut pas admettre que le patient a succombé à une maladie contractée à l'hôpital. Question d'orgueil, de responsabilité, d'assurance.

Cela étant, j'avais appris que sept pour cent des hospitalisés, soit huit cent mille personnes, sont chaque année victimes d'infections nosocomiales transmises lors d'une opération chirurgicale ou de soins médicaux. Pour autant qu'on le sache, ce type de maladies liées à l'imprudence des personnels ferait plus de dix mille morts par an. Autant que les accidents de la circulation routière.

Les causes, on les connaît. La légionellose, comme à l'hôpital Pompidou à l'ouverture, le *Xenopi*, les staphylocoques à tête dorée... L'armée des ombres qui prolifère dans le sillage des blouses blanches et des burettes ne manque pas d'imagination. Dix mille morts par an sur lesquels l'Assistance publique, la Sécurité sociale et le corps médical se taisent lourdement.

Le docteur Patrick Mamoudy, le chef du service orthopédique de l'hôpital de la Croix-Saint-Simon, celui qui dirige l'équipe à laquelle je dois de pouvoir utiliser mon bras gauche aujourd'hui, m'avait expliqué qu'il y avait comme une omerta sur cette question.

– Nous recevons de plus en plus de gens avec des cas de plus en plus complexes. Des malades qui ont été opérés plusieurs fois des os et des articulations qui traînent des infections depuis cinq, dix ou vingt ans. Quand ils arrivent enfin dans un service spécialisé, il est malheureusement trop tard. Nous sommes donc obligés d'amputer de plus en plus de gens parce qu'ils n'ont pas été pris en charge suffisamment tôt. Ce n'est pas acceptable.

Je ne comprenais pas cette situation, ou plutôt si, Je comprenais que le malade endurait une souffrance insupportable pendant des années, que la collectivité devait payer des soins et des opérations qui étaient imputables aux erreurs et au laxisme des médecins.

Plusieurs fois Patrick Mamoudy avait reconnu

devant moi que beaucoup de ses confrères avaient tendance à minimiser ces infections.

– Quand le médecin vous dit : « Ce n'est rien, une petite fistulette », faites attention... Il n'y a pas de petite infection. Toutes doivent être surveillées. J'ajoute, à la décharge de mes confrères, que certaines bactéries ne sont pas faciles à repérer. Une prise de sang ne suffit pas. Il faut aller chercher dans l'os, au bon endroit, pour avoir une chance de les trouver... Regardez pour vous, il a fallu chercher pendant trois jours, et encore, on s'y est pris dès le début. Il faut aussi des laboratoires performants qui sachent les détecter. Tous les établissements ne sont pas en mesure de le faire.

En Île-de-France, trois services seulement, Ambroise-Paré, à Boulogne, la Pitié-Salpêtrière et l'hôpital de la Croix-Saint-Simon, sont en mesure de détecter et de prendre en charge les infections nosocomials d'origine orthopédique.

Inutile de préciser que ces trois services fonctionnent à plein et que les listes d'attente sont longues. D'autant que les malades y restent longtemps. Au minimum six semaines de traitement aux antibiotiques. Mais beaucoup de mes voisins de chambre campaient là depuis des mois. Jérôme, par exemple, avait déjà traîné sa douleur plus d'un an dans un hôpital du Nord avant d'intégrer la Croix-Saint-Simon où il est resté encore sept mois.

Dans le silence de cette soirée où j'étais absolument incapable de discuter avec Lee, je ne faisais que ressasser ce que j'avais appris dans la journée : le nom du staphylocoque, l'incertitude de l'interne quant à l'origine de cette maladie.

Je voyais des têtes dorées par troupeaux entiers avancer et rejoindre les *Aspergillus*, ceux qui en octobre 2002 ont attaqué l'hôpital de la Timone à Marseille.

Je me souviens encore des reportages sur la fermeture des blocs opératoires. Je me souviens aussi des communiqués médicalement corrects : « Les causes de l'infection vont être difficiles à déterminer. Certains parlent de la vétusté des locaux, d'autres de négligences du personnel. » Tout le monde était extrêmement prudent. N'empêche, l'*Aspergillus*, ce champignon microscopique, s'était introduit dans la paroi cardiaque de plusieurs patients, dans l'endocarde exactement, et elle en avait fait crever deux.

Pendant deux jours les médecins du service de cardiologie qui se sentaient responsables ont expliqué aux familles que ce type de bactéries ne se développait que chez les sujets immunodéprimés... jusqu'à ce qu'elles trouvent d'autres médecins et viennent démontrer que leurs parents n'étaient nullement fatigués... Disjonctés aussi, pourquoi pas, ou camés ?

Mais ce soir-là ce qui me tuait surtout c'était le souvenir de ce qui s'était passé à la Clinique du sport pendant presque dix ans entre 1988 et 1997. À l'époque, on s'était aperçu que cinquante-huit patients avaient été contaminés lors d'opérations des disques vertébraux. Il avait été nettement établi que ces infections étaient dues à des pratiques chirurgicales et à une décontamination des matériels opératoires nettement en deçà des bonnes pratiques habituelles.

Cette affaire avait fait scandale. Elle avait mobilisé tous les laboratoires français et obligé tous les établissements hospitaliers à réviser les procédures. La Clinique du sport, célèbre pour avoir accueilli les plus grands sportifs d'Europe, fut même fermée. Et ce sont les équipes de la Croix-Saint-Simon qui ont mené la bataille. Et découvert les causes des infections qui se logeaient le plus souvent dans les articulations.

Autant que je m'en souvienne, l'agent infectieux était d'une banalité affligeante.

Le *Mycobacterium xenopi* se trouve partout dans l'air, la terre, l'eau. L'être humain est donc forcément en contact avec ce microbe. Une fois sur cent mille, l'une des espèces connues déclenche des infections pulmonaires ou, beaucoup plus fréquemment, explose dans les vertèbres, les genoux ou les chevilles.

Et pourtant, dans mon malheur, je ne cessais de mesurer ma chance, celle d'avoir pu intégrer un service haut de gamme sans attendre que l'on sache d'où venait mon infection. En apparence je n'avais aucune raison de me retrouver là. Je ne m'étais pas fait opérer, je n'avais pas fait récemment de séjour à l'hôpital. Je n'avais même pas fait de sport. Restait cette histoire de dentiste qui risquait bien de m'empêcher de dormir. À moins que ce soit l'appréhension de me retrouver le lendemain face à tous les médecins.

Lee avait éteint la télévision. Le journal de vingt heures était passé inaperçu, comme si l'hôpital, les médicaments et la morphine n'amortissaient pas seulement la douleur mais aussi tous les bruits de la ville.

L'hôpital glissait tranquillement dans la nuit. Je venais d'avaler la pilule bleue qui m'assommait jusqu'au petit matin depuis trois jours.

IX

Des doses de plus en plus fortes

J plus cinq. J'avais très mal dormi.

Depuis six heures du matin, je guettais les moindres bruits du couloir. Les pas d'une aide-soignante qui se serait arrêtée à ma porte, par exemple. Je n'avais aucune vraie raison d'appeler l'infirmière de garde. Les réserves d'antibiotiques étaient suffisantes et le goutte-à-goutte fonctionnait normalement. J'avais essayé, pour m'occuper, d'écouter la perfusion et de compter les gouttes qui descendaient jusqu'à la veine du poignet. Ce n'était pas plus sot que de compter des moutons qui sautent par-dessus un oreiller. Seulement, je n'entendais rien, je voyais trouble, ce qui m'agaçait. J'avais donc du mal à me concentrer sur les gouttes pour pouvoir les compter. Mieux valait revenir aux moutons.

J'attendais la relève de sept heures. Ce qui m'angoissait surtout, c'était la visite des médecins avec leur diagnostic, leurs résultats d'analyses et leurs prescriptions. Le fait qu'ils aient découvert l'identité du staphylocoque avait retenu mon attention, mais ne changeait pas fondamentalement ma situation. Je craignais le travail d'investigation qu'ils allaient m'annoncer. J'avais l'intuition que cela se passerait très mal.

Je n'ai pas réussi à dormir entre minuit et deux heures du matin. Les petites pilules bleues qu'on me donnait ne faisaient plus beaucoup d'effet. L'infirmier de garde, qui était passé contrôler les perfusions, n'avait pas voulu me redonner un somnifère.

– Pas tout de suite, m'avait-il dit.

Cet infirmier était pourtant extrêmement efficace et arrangeant. Au début il ne me parlait pas beaucoup. Cette nuit-là, il allait se rattraper.

Il s'appelait Prosper. Il commençait vers vingt-deux heures et terminait au petit matin, un peu après six heures. Il avait quarante-neuf ans, il vivait seul. Sa femme était morte d'un cancer dix ans plus tôt. Il n'avait pas d'enfant mais deux chats.

– Elle était infirmière comme moi, on s'était connus à Bichat où elle faisait son stage, me dit-il mais ce qui nous avait rapprochés c'est l'Algérie. Nous étions nés tous les deux en Algérie. Elle à Alger. Moi, à Blida. On s'est repérés tout de suite. On pouvait parler du pays, manger des dattes fourrées. Vous ne connaissez pas, vous, les dattes fourrées.

Ou bien j'étais lent à comprendre, ou ça ne m'intéressait pas. Toujours est-il qu'il était passé à autre chose avant même que j'aie eu le temps de lui répondre. Du coq à l'âne.

– La mère de ma femme faisait un couscous royal.

Il m'a alors raconté que ses parents à lui étaient maîtres d'école et qu'ils auraient voulu qu'il soit médecin...

– On est rentrés en France en 1964, mes parents, ma sœur et moi. Ma mère est tombée malade, et mon père a été nommé dans une école à Saint-Denis. Je ne vous fais pas un dessin mais c'était plutôt dur... Ma sœur aînée est devenue enseignante. Elle est en retraite aujourd'hui. Elle vit à Montpellier. Quant à moi, vous allez rire, j'ai fait l'école d'infirmières. Vous avez remarqué, les hommes vont dans les écoles d'infirmières. La formation n'est pas trop longue et, à l'époque, on était payé et logé. Et puis ma mère disait que c'était comme médecin sans les soucis. On est fonctionnaire. Je ne regrette rien...

Il avait choisi le travail de nuit parce qu'il le trouvait plus intéressant, parce que c'était plus calme que dans la journée, mais aussi parce que ça lui laissait pratiquement toute la journée pour se livrer à sa grande passion, la seule, l'unique : l'opéra.

– Je ne peux pas écouter de l'opéra la nuit, mes voisins ne le supporteraient pas. Donc je l'écoute dans la journée, les colocataires sont absents. L'immeuble est vide. Je dors jusqu'à midi et après je me mets à écouter de l'opéra. En ce moment je travaille sur *Médée*... *Médée*, vous connaissez ?

J'avais honte, je ne connaissais pas... Il vint à mon secours.

– *Médée*, Marc Antoine Charpentier, musicien à la cour de Versailles, mais normal que vous ne connaissiez pas, le roi lui avait préféré Lully. Molière par exemple avait été obligé de prendre Lully pour faire la musique de certaines de ses pièces. La turquerie dans *Le Bourgeois gentilhomme*, vous connaissez forcément, eh bien c'est mauvais... Lully avait, je crois, la charge de musicien officiel de Versailles, ce qui lui permettait de toucher beaucoup d'argent. Le roi avait tort, Lully n'avait pas de génie, c'était un courtisan qui ne cessait d'intriguer pour obtenir des commandes. On a même raconté que pour avoir les faveurs du roi il lui présentait des jeunes filles du corps de ballet. Ça n'a peut-être pas changé aujourd'hui, ça doit magouiller tout autant, vous qui êtes journaliste vous devez savoir...

– D'abord Chirac n'est pas roi de France. Ensuite, je ne crois pas qu'il soit un fondu d'opéra, ce qu'il aime, dit-on, c'est la musique militaire. De votre Charpentier, je connais le *Te Deum* qui a servi de générique à l'Eurovision pendant des années.

– Bravo !

Puisque je ne dormais pas, cette conversation m'occupait... D'autant que je ne voulais pas le brusquer, mon objectif étant qu'il accepte de me donner une pilule bleue supplémentaire pour dormir.

– Oui, le *Te Deum*, ce n'est pas ce qu'il a fait de mieux, ça ressemble un peu trop à la *Cinquième*

Symphonie de Beethoven... Pan pan pan pan... pan pan pan pan...

J'étais évidemment incapable de la chantonner, même mentalement.

Le souvenir de cet infirmier me parlant musique au pied de mon lit est resté gravé à tout jamais dans ma mémoire. Prosper était intarissable. Comme la plupart des pieds-noirs, il cachait une grande générosité.

– Je travaille la nuit depuis la mort de ma femme parce que je ne dormais plus, à quoi bon ! Notre rêve aurait été de retourner en Algérie. Nous nous étions dit, avec ma femme, qu'à la retraite nous aurions acheté une petite maison aux environs d'Alger pour aller y passer la dernière partie de notre vie. Vous qui êtes journaliste, vous croyez que j'aurais pu acheter un appartement ou une maison en Algérie ? Ma femme avait même pensé récupérer ou racheter la petite maison où elle était née. À votre avis ça aurait été possible ?

– Possible oui, tout est toujours possible. Quant à vous dire si cette maison aurait été vivable et si vous auriez fait le coup du siècle, c'est une autre histoire. Je ne sais pas, je ne crois pas...

Prosper ne me laissait pas terminer, ce qui m'arrangeait car je n'avais absolument pas envie de lui faire un cours d'investissement immobilier dans les pays du Maghreb. Encore moins une analyse prospective sur l'équilibre politique des pays musulmans. Il m'expliqua qu'il n'était jamais retourné en Algérie.

– On est allés en Tunisie, avec ma femme, puis au Maroc, mais on ne se voyait pas vivre à Hammamet ou à Agadir. Vous connaissez Agadir, l'hiver, des milliers de camping-cars habités par des milliers de Hollandais, d'Allemands, et surtout des Français qui vont là-bas réchauffer leurs vieux os. Ils s'y rendent après les fêtes de Noël, par caravanes entières, ils traversent l'Espagne, ils passent Gibraltar, puis ils descendent la côte marocaine jusqu'aux plages d'Agadir. Ils vivent là-bas en terrain conquis jusqu'à la fin mars, moment où ils remontent vers le nord. Comme les hirondelles qui reviennent d'Afrique ! Vous qui êtes journaliste, vous savez cela... Les hommes en vieillissant vont devenir migrateurs. Ces pays pourraient devenir les pays d'accueil des retraités européens. Une sorte de Floride. Mais vous qui êtes journaliste, vous savez tout cela.

– Détrompez-vous, les journalistes ne savent pas grand-chose.

Si seulement j'avais eu moins mal à l'épaule, je lui aurais expliqué que les journalistes faisaient semblant de savoir, qu'ils répétaient en le déformant ce qu'ils entendaient ailleurs. J'aurais pu ajouter que la grande occupation de ceux qui font de la télé c'est aussi de choisir la couleur de leur cravate. J'aurais pu lui dire tout cela, mais à quoi bon, m'aurait-il cru ? Sans doute pas. Et il aurait eu raison.

Lui poursuivait son idée, sa blessure.

– Le problème ne se pose plus, je n'irai pas en Algérie, je descendrai dans le Midi, vers Montpellier. Je vendrai le petit appartement que j'habite à Vanves et je pourrai ainsi m'installer pas trop loin de chez ma sœur. Ça va venir vite, vous savez, je dois pouvoir partir vers cinquante-deux ans... pas mal... Ce n'est pas que je m'ennuie mais j'ai fait le tour de la question, et puis je trouve que les médecins sont très stressés, très pressés de nos jours. Quand j'ai commencé, le travail me paraissait plus intéressant. Aujourd'hui, c'est devenu très dur parce qu'on n'est pas assez nombreux et que les malades sont plus âgés, donc ils sont plus compliqués. Et puis vous avez vu ces locaux, leur vétusté. Il faudrait repeindre les chambres, les couloirs. Ah ! je vous signale qu'ils vont repeindre tout un étage au mois d'août. Il leur faut un mois pour nettoyer et rénover un niveau, il y en a huit, ils en font un par an, quand ils arrivent au huitième, il est temps de recommencer au rez-de-chaussée... C'est comme la tour Eiffel.

Prosper ne s'arrêtait jamais. Il était au courant de tout mais c'était surtout pour se distraire de cette vie d'hôpital qui ne le passionnait plus. J'avais compris qu'il en avait marre de son travail. Marre des malades. Marre de côtoyer quotidiennement la douleur. Marre de savoir que les pilules qu'il distribuait soulageaient mais ne guérissaient pas.

– J'espère qu'ils ne vont pas reculer l'âge de la retraite. Remarquez c'est pas que je sois fatigué, c'est que j'ai envie de faire un autre métier. Je me verrais bien dans un petit job à l'opéra... Si je pars à Montpellier, je trouverai à m'occuper avec les festivals d'été. Je serai intermittent du spectacle. Bon, bon je vais vous laisser tranquille. Je préférerais que vous dormiez... Je vais vous donner ce qu'il faut. Ça vous amènera jusqu'à cinq ou six heures.

J'avais effectivement dormi tant bien que mal jusqu'à six heures du matin, heure à laquelle Prosper, assisté de quelques aides-soignantes, venait faire les pansements de Jérôme, le jeune amputé de la chambre voisine.

Ses réveils étaient toujours très douloureux. Tous les jours, Prosper s'acquittait de cette corvée avant de quitter son service et de rejoindre ses souvenirs d'Algérie entassés dans son petit appartement de Vanves, et ses disques d'opéra.

À sept heures, l'équipe suivante apportait le petit déjeuner. Zina en personne.

– Grand jour aujourd'hui... J'ai vu que vous aviez eu du mal à dormir. Vous souffrez ? Un peu de patience, ils vont pousser la dose de morphine. J'en suis sûre. Ils sont cool ici, comme dirait votre fille. Votre fille, elle est super, c'est elle qui est allée hier soir demander aux médecins d'augmenter la morphine. Ils n'ont pas discuté. Vous savez qu'il existe encore beaucoup d'hôpitaux où les médecins refusent les antidouleurs...

Je comprenais que Marie soit allée s'informer pour la morphine. À défaut, m'avait-elle dit, elle m'aurait apporté du hash. La seule substance capable de soulager les tortures. Je m'imaginais ainsi fabriquer des joints sous le regard complice de quelques infirmières qui avaient l'habitude. Les infirmières qui acceptent de couvrir des entorses à des règlements imbéciles ou archaïques sont beaucoup plus nombreuses qu'on ne le croit.

Comment parler de toutes ces filles qui, dans le secret d'une chambre de malade, ont fait ce qu'il fallait pour soulager leur douleur ? Parfois même pour abréger un calvaire.

Je n'en étais pas là mais, d'après Marie, j'avais beaucoup de chance d'être tombé dans un hôpital qui n'avait aucun préjugé sur l'utilisation des anti-douleurs. Au contraire.

– On est là pour essayer de vous guérir. On n'est pas là pour vous laisser souffrir.

Si seulement cela avait pu être vrai partout. Marie aurait voulu graver cette phrase à l'entrée de chaque hôtel-dieu.

Au tout début ils m'avaient surtout administré des calmants, puis des doses de morphine très faibles afin de tester mes réactions et d'attendre d'en savoir plus. Je venais de comprendre, d'après ce que me disait Zina, qu'ils allaient pousser un peu sur la consommation.

– Tant mieux, parce que j'en ai marre d'être abruti par les somnifères qu'on me donne…

J'étais content qu'ils aient pris cette décision, car s'ils n'avaient pas bougé j'aurais demandé à Marie ou à Lee de m'apporter des joints, puisqu'ils faisaient le même effet.

Le petit déjeuner de Zina n'avait rien d'extraordinaire. Elle avait remplacé ce matin-là les galettes Saint-Michel par des petits Lu. Je ne sais pas ce qui s'est passé, mais ce matin-là j'ai pris les petits Lu en grippe. Il n'y a rien de plus bête qu'un petit Lu. Une petite carte bordée de dents. Quinze d'un côté, douze de l'autre... je le sais maintenant. Le matin je n'avais rien d'autre à faire que de regarder mes quatre petits Lu, et de croquer les dents les unes après les autres. Et de les compter. Et de les recompter. Misérables petits-beurre. Pourquoi petits-beurre ? Parce que leur inventeur après la guerre s'était retrouvé avec des stocks de beurre invendus ? Sûrement. Avant les petits Lu, les gâteaux étaient fabriqués avec de la margarine ou du saindoux.

Après six semaines cloué sur ce lit d'hôpital, je suis devenu imbattable sur les petits Lu. En six semaines de Croix-Saint-Simon, on m'en aura servi quatre par jour, le matin ou bien l'après-midi, pendant quarante-deux jours, soit cent soixante-huit petits Lu, ce qui représente, à raison de cinquante-quatre petites dents à croquer, un total de neuf mille soixante-douze dentelles. J'aurais pu entrer dans le *Livre des records.*

Lorsque j'ai avalé la dernière gorgée de thé, Zina s'est mis dans la tête de retaper mon lit. Cela a été rapide et succinct. Je ne pouvais ni me lever, ni même me redresser tout seul. J'étais, ce matin-là, scotché au matelas.

Les soins prenaient en gros une demi-heure, prise de sang, prise d'urine, température dans l'oreille avec un instrument électronique qui était à mi-chemin entre le pistolet de jeux vidéo et le sèche-cheveux. Je commençais à m'habituer à ce rituel.

– Dans une demi-heure on va vous descendre en salle de radio pour une échographie de l'épaule. Puis ils feront des radios. À dix heures vous remonterez. Et vers onze heures, onze heures trente, vous verrez les médecins.

Zina avait le souci du détail et de la ponctualité. Pour moi tout cela n'avait aucune importance. Je n'avais aucune prise sur ce type d'événement. Qu'on me ramène à dix heures ou à dix heures trente, c'était du pareil au même. Je me laissais transporter du lit au brancard, du brancard au fauteuil radio et vice versa. Avec toujours cette perf installée sur un pied à roulettes.

À mon retour, Marie était arrivée. Elle était venue de bonne heure.

– Comment ça va ce matin ?

– Pas mieux. Je ne sens pas les choses, je pense qu'ils vont m'annoncer...

La vérité est que je n'allais pas bien du tout. En quatre jours je sentais que mon état s'était dégradé. D'abord je souffrais affreusement sur tout le côté gauche, j'étais incapable de remuer le bras, la main, incapable de me gratter ne serait-ce que le nez, incapable de bouger dans le lit sauf au prix d'une intense douleur.

Et puis l'attention dont j'étais l'objet m'intriguait et ne faisait que renforcer mon inquiétude. Bien sûr que j'étais content de toutes ces visites, de tous ces coups de téléphone, de ces petites lettres d'amitié et de soutien qui commençaient à arriver par le courrier du matin. S'il y en avait autant, c'est peut-être que j'aurais du mal à m'en sortir. Dans ma tête, je commençais à penser que j'étais foutu.

Quand ils sont arrivés dans la chambre, ils étaient neuf. Impressionnants. Un peu comme le premier jour. Il y avait les deux patrons, le chef de service en rhumatologie, Jean-Marc Ziza, et le chef de service adjoint Pascal Chazerain. Puis il y avait le chef du service de chirurgie orthopédique, le docteur Patrick Mamoudy, et l'interne qui n'arrêtait pas de prendre des notes et qui faisait un peu de lèche auprès des deux patrons.

Il y avait encore une externe, qui portait les radios protégées placées dans de grandes enveloppes cartonnées. Elle était tellement jolie qu'elle n'avait pas besoin de parler pour se faire remarquer.

Il y avait aussi Sophie, la kiné, pas mal non plus. Puis deux infirmières dont cette chère Zina qui restait en retrait et qui me faisait des clins d'œil, et François Krainik, le médecin qui me suit en ville. Ne manquait que le ministre de la Santé !

Bref, le ban et l'arrière-ban. J'avais l'impression que toutes les sommités médicales de l'arrondissement s'étaient une fois de plus donné rendez-vous dans la chambre 17 de l'hôpital de la Croix-Saint-Simon.

Ça devait ressembler à un remake des *Hommes en blanc*. Des scènes que je découvrais mais qui me rappelaient vaguement celles que me racontait ma grand-mère et qu'elle avait lues dans les romans du docteur Soubiran. Quelle époque !

Pendant une vingtaine de minutes, j'ai assisté à des conciliabules. Les hommes en blanc parlaient entre eux. Ils s'échangeaient des dossiers, des radios, mais je ne comprenais rien.

Ma fille Marie, recroquevillée sur une chaise, non plus. Elle avait ramené ses genoux près de son menton et serrait ses jambes avec ses bras. J'avais beau l'interroger du regard, l'implorer de me faire signe, elle ne bougeait pas un cil.

Au bout d'un quart d'heure, on a commencé à m'ausculter. Le ventre, les jambes, les poumons, le cœur et le bras, mais l'examen du bras n'a pas duré très longtemps. Il était trop douloureux. Impossible à soulever.

– Bien, dit tout à coup, à voix haute, Jean-Marc Ziza qui prit ainsi la parole le premier. Cher monsieur Sylvestre, c'est votre fille ? Bonjour... on s'est parlé au téléphone hier, on s'est vu aussi, on va s'occuper de votre père, mais il va falloir qu'il nous aide, qu'il écoute, parce que ça ne va pas être très facile.

Jean-Marc Ziza était très calme.

– Ce que vous avez n'est pas banal, c'est même assez délicat à soigner, mais on devrait y arriver. On sait désormais ce qui vous a infecté... On a trouvé l'antibiotique. Maintenant on va faire trois choses. Première chose, des radios et des échographies des épaules tous les matins pendant une dizaine de jours qui vont nous permettre de connaître l'évolution de l'infection. Ça va se passer ici, au sous-sol, on viendra vous chercher tous les matins, cela vous fera une petite balade. Vous y êtes déjà allé. Deuxième chose, vous allez avoir beaucoup de kiné, deux à trois heures par jour. La récupération de l'épaule prendra du temps... Peut-être six mois. Et puis troisième chose, vous allez passer très vite des scanners des épaules. On va même essayer de vous faire passer une IRM de l'épaule dès demain matin. On veut savoir pourquoi vous avez attrapé ce type de bacille.

Et puis, après un moment d'hésitation :

– Vous aurez également une IRM de la tête... Vous irez faire cela à l'hôpital Rothschild, parce qu'on n'est pas équipé ici. Tout est prévu, ne vous inquiétez pas, des infirmiers viendront vous chercher, ils vous mettront sur un brancard, puis ils vous transporteront en ambulance et vous ramèneront. Ça devrait vous prendre une grande partie de la matinée. Ça va, on continue la feuille de route ? Vous nous suivez ? Dans quelques jours vous irez en visite à l'hôpital Georges-Pompidou pour qu'on vous ausculte le cœur, les artères. Là, je ne peux pas vous dire quand. Nous aurons le rendez-vous ce soir.

J'étais complètement abasourdi. Ce n'était pas une feuille de route, c'était un parcours du combattant.

Tout allait trop vite, les traitements, les analyses, les scanners qu'il faudrait faire, les IRM de la tête et Pompidou.

– Pourquoi voulez-vous m'envoyer à Pompidou ?

– Pour faire une endoscopie. C'est un examen que vous auriez dû faire depuis le mois de juin. On voudrait aussi que vous soyez examiné sérieusement par un cardiologue.

– Qu'est-ce que vous en attendez ?

– Nous voulons vérifier s'il y a un rapport entre cette infection et la petite embolie que vous aviez faite à l'œil gauche il y a deux mois. On veut vérifier également si le bacille n'est pas monté au cœur, dans le myocarde... Enfin, ne vous inquiétez pas trop, ce sont des examens de contrôle.

Aucun autre médecin n'avait parlé. Les autres faisaient silence autour de lui, quand Mamoudy, le chirurgien, ajouta :

– Ce que nous voulons, c'est éviter l'opération... Ce qui nous embête, c'est que nous n'avons toujours pas trouvé la voie d'entrée. On ne sait pas d'où vient ce staphylocoque, peut-être du nez, parce que vous vous êtes écorché dans le nez. Peut-être des dents, mais on n'arrive pas à joindre votre dentiste.

Cette absence ne m'étonnait qu'à moitié. Ma

dentiste était une mondaine officiant dans le triangle d'or auprès d'une clientèle internationale.

Cette clientèle, pour les médecins, c'est du bain bénit. Elle paie bien sans discuter les tarifs. Pour le médecin ou le dentiste, c'est tout bénéfice. Il encaisse le plus souvent en espèces et souvent en dollars. Comme son patient ne demande pas de feuille de Sécurité sociale, il peut ne pas déclarer l'argent qu'il a touché. Si le patient paie par chèque, il suffit qu'il ne mette pas l'ordre et le chèque peut très bien servir à payer autre chose et circuler ainsi comme un billet de banque. Les médecins savent très bien que l'argent en chèque peut ne pas être déclaré s'il n'y a pas eu de feuille de Sécu ou de feuille d'honoraires.

L'essentiel pour un médecin normalement constitué est de faire de l'argent. Comme tout le monde, certes ! Mais les médecins ne sont pas comme tout le monde. Leurs prix sont bloqués. Les tarifs fixés par la Sécurité sociale sont identiques, que le médecin soit bon ou qu'il soit mauvais. La consultation est à vingt euros, point barre. Donc, le médecin qui veut gagner de l'argent peut à la rigueur multiplier les consultations s'il a la clientèle. Il peut bourrer son agenda et recevoir ses malades toutes les dix minutes. Mais de telles pratiques ont des limites ; d'abord parce que les journées n'ont que vingt-quatre heures, ensuite parce que l'examen d'un patient nécessite un minimum de temps, et qu'enfin tout est déclaré au fisc. Le fisc étant de plus en plus gourmand.

L'autre moyen de gagner plus d'argent serait de se mettre aux honoraires libres. Ce n'est possible que si le médecin sait attirer une clientèle aisée ou bien assurée. Ou encore il peut travailler sans déclarer ce qu'il encaisse et de cette façon espérer échapper au fisc. Classique.

Pour pouvoir profiter d'un tel système, il faut être un bon médecin. Il faut surtout que ça se sache et aller à la rencontre d'une clientèle friquée. Française ou étrangère. Ces médecins travaillent en cheville avec les concierges des grands hôtels parisiens qui leur envoient les malades ou qui les appellent en cas d'urgence. Ils reçoivent des hommes d'affaires pressés et qui ne comptent pas. Ils n'hésitent pas non plus à se déplacer à l'étranger. Au Maroc. En Tunisie. En Hongrie. En Israël. Ou plus loin encore. Ce type de déplacement n'a pas de prix.

Cinquante pour cent des médecins français vivent comme des cadres moyens avec des revenus qui dépendent de la Sécurité sociale. Ils continuent d'aimer leur travail mais feront tout ce qu'ils pourront pour que leurs enfants ne soient pas médecins. Trente pour cent vivent très correctement en exerçant leur spécialité dans une grande ville. Enfin vingt pour cent environ se sont vraiment enrichis.

Ma dentiste appartenait à cette dernière catégorie. Comme quelques chirurgiens, gynécologues ou dermatologues de talent, elle s'était fait une réputation légitime auprès d'une clientèle assez solide dans les milieux du show-business, de la télévision, du cinéma international et des affaires. Elle devait gagner beaucoup d'argent.

En un an de travaux, elle m'avait installé des couronnes pour le prix d'une Audi Quattro, et, au moment où je suis tombé malade, elle avait engagé la deuxième tranche par la réfection complète des dents du bas, pour le prix d'une Porsche. Si ce fichu staphylocoque n'avait pas interrompu ce chantier, j'aurais terminé avec dans la bouche l'équivalent d'un garage de luxe. J'exagère, évidemment, mais pas tellement.

Cela dit, je n'étais pas, pour elle, un bon client. Je discutais les prix, je demandais des devis, je les envoyais à la Sécu et aux mutuelles complémentaires dont je bénéficiais.

Cette très chère dentiste ne faisait rien pour me garder. Je n'ai donc pas été étonné qu'elle n'ait pas répondu aux appels. Elle n'avait que des ennuis à récolter. Elle n'était sans doute pour rien dans ma contamination, mais il lui aurait fallu s'expliquer, se justifier et prendre le risque de tenir sa réputation.

– La dentiste ne me répond pas, à moi non plus… C'est important ?

– Non. Nous ferons sans. On va vous laisser…

– Vous ne m'avez pas dit quand je pourrai sortir…

Ma question tombait complètement à plat. Silence général. Pesant. C'est Jean-Marc Ziza qui se dévoua :

– Monsieur Sylvestre, vous ne nous avez pas bien compris. Ce que vous avez est grave. On va tout reprendre et résumer. Nous voulons savoir pourquoi vous avez contracté ce bacille. Nous voulons vous en débarrasser, et nous voulons sauver votre bras. Il va falloir être patient. Nous n'allons pas vous raconter d'histoires, monsieur Sylvestre, vous êtes ici pour deux mois si tout se passe comme prévu.

– Et après ?

– Après, on verra, il faudra rééduquer votre articulation, mais on n'y est pas... Demain matin vous irez donc passer une IRM de l'épaule et une autre de la tête. Et la semaine prochaine vous irez faire cet examen du cœur.

L'armada de médecins et d'infirmiers est sortie de la chambre. Zina s'est attardée pour me dire qu'elle reviendrait en fin de matinée au moment du déjeuner, et j'ai découvert ma fille recroquevillée sur une petite chaise au fond de la chambre. Elle sanglotait.

Je me serais bien redressé si j'avais pu. Je ne savais pas quoi lui dire. De la voir ainsi pleurer m'arrachait une peine immense. C'était la première fois que je la voyais pleurer, et ce qui était plus terrible encore c'est qu'elle pleurait à cause de moi, ramassée sur elle-même, essayant d'enrayer ses larmes, frissonnant de peur. Cela me faisait beaucoup plus de mal que mon épaule ou la perspective de passer tous ces examens angoissants.

Avec mes enfants, je savais que je n'avais pas été brillant tous les jours, mais je leur avais donné ce que j'avais pu. Voilà qu'aujourd'hui j'offrais à ma petite fille le spectacle lamentable d'un père cloué au lit et handicapé.

J'aurais voulu lui dire ce que jamais je n'avais osé lui dire auparavant, que je l'aimais, que j'avais un peu raté mon histoire d'amour de père avec elle. J'aurais voulu lui dire qu'en vieillissant un peu j'allais me rattraper. J'aurais voulu lui dire que j'étais décidé à me battre. J'aurais voulu...

– Marie, pardonne-moi, ne pleure pas...

– Te pardonner de quoi, t'es idiot ou quoi ?

– Non, je sais à quoi tu penses, mais je vais m'en sortir, ne pleure pas !

– Moi, je sais que tu vas t'en sortir, c'est toi qui doutes. Tu n'en es pas convaincu, mais moi je sais. Tu vas encore en baver, mais tu vas t'en sortir... Je ne pleure pas pour ça.

Je n'osais pas répondre. Je sentais qu'elle avait envie de parler, mais que ses pleurs l'en empêchaient.

– Tu sais, papa, ils sont formidables tous les médecins depuis cinq jours. Ils étaient là dès le début, et dès le début ils t'ont sauvé la peau. Tout s'est joué le premier jour et puis ils m'ont expliqué les recherches qu'ils avaient entreprises. Ce sera long.

– Alors tu es rassurée, ne pleure plus... et va te reposer, tu repasseras ce soir ou demain.

– Non, je vais te dire quelque chose. Ils ont décidé aujourd'hui de te faire passer des IRM, et tu les passeras demain matin. Je suis contente pour toi. Mais je voulais que tu saches que l'an dernier...

Elle n'y arrivait pas.

– Dis-moi, ces IRM, ce sont les examens qu'on fait pour détecter les cancers... c'est cela qui te fait peur ?

– Non, mais je voulais te dire que dans la plupart des cas on attend quarante-cinq jours pour avoir un rendez-vous d'IRM.

Quarante-cinq jours au terme desquels on découvre la tumeur. Quarante-cinq jours d'attente. Quarante-cinq jours de perdus. J'ai appris après que c'est le délai moyen d'attente en France pour avoir ce type d'examen.

– Alors, me voilà comme une petite conne que je suis à te veiller et je découvre une réalité que je ne soupçonnais même pas. Des médecins arrivent et d'un claquement de doigts... Alors je pleure, papa, parce que je suis contente pour toi, pour nous. Avec tout cela on va forcément te sauver, et te garder. Mais je pleure aussi parce que je ne sais pas pourquoi ce qui est possible avec toi ne l'était pas pour d'autres.

Pourquoi tombe-t-on parfois sur des médecins qui n'y connaissent rien et qui s'en foutent ? Pourquoi y a-t-il des médecins qui répondent au téléphone et d'autres qui te donnent rendez-vous dans quarante-cinq jours ?

– Je pense qu'ils ont fait ce qu'ils ont pu et toi surtout tu as fait plus que ce que tu devais faire.

– Non, ils n'ont pas fait tout ce qu'ils pouvaient... Je t'accompagnerai demain matin à l'IRM.

– Non, ce n'est pas la peine. Il faut que tu te reposes.

– Je viendrai avec toi, tu ne comprends pas qu'il faut que j'aille avec toi...

– OK, tu viendras. Mais tu ne trouves pas bizarre qu'ils me fassent un examen de la tête ?

Elle m'a embrassé et elle est sortie de la chambre.

X

Depuis combien de temps ma fille pleurait-elle ?

J plus dix. Dix jours de galère. Dix jours déjà. Les analyses de sang et les radios de l'épaule gauche quotidiennes indiquaient que la maladie ne progressait plus. Les bacilles n'avaient pas déménagé pour autant. Ils contrôlaient la zone.

Je m'étais installé, vaguement résigné, dans ce régime de croisière où la morphine amortissait tout. La douleur et les bruits de l'extérieur.

Marie et Lee avaient pris la douce habitude de passer tous les soirs. Marie arrivait vers dix-huit heures et repartait aux alentours de vingt heures, c'est-à-dire au moment où Lee déposait ses paquets dans la chambre. Elle venait toujours chargée de fringues qu'elle avait achetées, de bouquins qu'elle savait pourtant que je ne lirais pas. Bref, un père Noël en plein cœur de l'été.

Elle me quittait vers vingt-deux heures, au moment où Prosper arrivait pour prendre son service. À l'heure où, un jour sur deux, j'essayais de m'endormir. Du coup, je n'entendais pas Lee partir.

Ce qui m'énervait c'est que je me réveillais chaque fois vers minuit. Prosper le savait car invariablement il venait prendre des nouvelles et surtout il recommençait à me raconter sa vie. Il préférait parler avec moi, qui lui offrait une écoute attentive et bienveillante. Il était intarissable de détails sur son enfance en Algérie.

Les jours où il ne parlait pas de sa Kabylie natale, il me faisait un compte rendu détaillé de ses découvertes musicales de la veille. Les débuts de semaine étaient terribles car souvent Prosper était allé aux puces de Saint-Ouen. Il passait son dimanche après-midi chez un disquaire du marché Serpette qui lui gardait des trente-trois tours enregistrés en Allemagne dans les années cinquante. Il les payait une fortune alors que ces vieux disques n'intéressaient personne.

Je l'écoutais sans beaucoup de passion, parler de ses trouvailles mais c'était le prix à payer pour qu'il me délivre les pilules bleues qui m'emmèneraient jusqu'au petit matin.

Les matinées étaient très occupées. Après le petit déjeuner avalé rapidement, je ne parvenais toujours pas à me lever seul. Zina n'avait pas le temps de m'aider. Les jours où elle le prenait étaient jours de fête.

L'exercice relevait de la performance de cirque. Il fallait que je m'assoie au bord du lit en faisant attention de ne pas coincer les tuyaux de la perfusion qui devait continuer de couler. Il fallait suspendre les conteneurs d'antibiotique à une perche montée sur des roulettes et c'est seulement à ce moment-là que je pouvais essayer de me mettre debout. De commencer à m'ébrouer et de franchir les deux mètres qui séparaient mon lit du cabinet de toilette.

Ce cabinet de toilette ressemblait plus à un réduit qu'à une salle de bains. Il y avait une cuvette de WC, un lavabo et un petit placard avec une glace. Le tout était extrêmement propre mais les peintures étaient défraîchies, ce qui accentuait le côté vieillot de l'ensemble.

– On nous a promis, m'expliqua Zina, que cet étage serait refait à neuf l'an prochain, vous verrez...

– Comment, je verrai ? Vous ne pensez pas que je serai encore là l'année prochaine ? Vous m'inquiétez !

Zina fit mine de ne pas entendre mais elle avait raison dans sa maladresse. Tout était possible.

Je pouvais, en m'appuyant à la fois sur le mur et sur le lavabo, me regarder dans la glace. Je n'étais pas brillant, mais cela m'était complètement égal. Ma seule envie était de me passer de l'eau sur le visage, d'essayer de pisser debout, ce qui me paraissait symboliquement important. Preuve aussi que j'avais fait d'énormes progrès par rapport à la semaine précédente.

Quand je pouvais le faire, parfois avec de l'aide, parfois seul, je retournais m'allonger dans mon lit, à la fois très heureux et très fier. Je me suis aperçu qu'à l'hôpital on se contentait d'assez peu, question bonheur. Un gant humide. Deux pas franchis dans la chambre. Une tranche de jambon. Un verre d'eau minérale.

La cérémonie de la vraie toilette quand elle avait lieu devait durer, en tout et pour tout, cinq ou six minutes. L'intérêt principal de cet exercice périlleux étant de permettre à Zina de retaper mon lit, seul endroit où je me sentais à peu près en sécurité.

La matinée passait assez rapidement. J'étais très occupé, vu le nombre d'activités auxquelles on m'avait inscrit. C'était largement aussi riche que le Club Med, question animation. La course aux examens, analyses et radios m'empêchait de regarder ma montre. Plutôt que de me remonter le moral ça provoquait chez moi l'effet inverse.

– Comment un mec qui subit autant d'examens et d'observations peut-il espérer s'en sortir ?

Lee n'arrêtait pas de m'expliquer qu'au contraire, si j'avais été un cas complètement désespéré, les médecins ne se seraient pas autant mobilisés.

Elle avait forcément raison, sauf que je ne parvenais pas à me départir de cette idée primaire : si un médecin recherche quelque chose, il finit par le trouver, et ce qu'il trouve est généralement beaucoup plus inquiétant que prévu.

Il me fallait deux bonnes heures pour retrouver

une certaine sérénité après l'agitation de la matinée, ce qui fait qu'à six heures le soir, quand Marie arrivait, je pouvais lui offrir un équilibre apparent.

Ma vie était donc réglée comme du papier à musique. C'était dodo, bobo, dodo, bobo. Je commençais à me faire à l'idée que je ne retrouverais pas ma vie d'avant, et cela ne m'angoissait plus.

J'avais passé comme prévu le scanner et les deux IRM dès le lendemain de la grand-messe.

J'avais été conduit le matin à l'hôpital Rothschild, qui est équipé de ces appareils. On m'avait transporté, couché dans une ambulance. Je n'y étais pas allé sans inquiétude. Je savais peu de chose des scanners ou des IRM. J'aurais même été incapable d'en expliquer le principe avant de les avoir expérimentés. Je savais simplement que les instruments coûtaient très cher, qu'ils étaient très rares. J'en déduisais qu'on ne devait y avoir recours qu'en cas de suspicion extrêmement grave.

L'IRM, l'imagerie par résonance magnétique, est une technologie très différente d'une radiologie ou même d'un scanner, qui reste lui aussi de conception assez classique : le principe est d'envoyer des rayons qui viennent impressionner une plaque sensible et ainsi dessiner une image.

La radio et le scanner travaillent à plat. Sans relief. L'IRM permet, au contraire, de faire des images en coupe dans différents plans et de reconstruire en trois dimensions la structure analysée. D'après les médecins que j'avais questionnés, il n'y a pas actuellement de meilleure technologie pour observer le cerveau, pour rechercher les traces de tumeurs, ausculter la colonne vertébrale ou les articulations quand elles sont abîmées par une lésion ou une infection. Que ce soit en cancérologie ou en cardiologie pour les accidents vasculaires cérébraux, l'IRM est l'examen de référence. En théorie. Car en pratique on en est loin. Trop peu de matériel. Trop cher.

Je comprenais bien pourquoi les médecins avaient demandé des images internes et détaillées de mes deux épaules. Je n'osais pas m'avouer les raisons pour lesquelles ils avaient réclamé une exploration du cerveau.

La machine est très impressionnante. Elle se compose d'un tunnel où on fait entrer le lit d'examen. On est donc enfermé dans ce tunnel qui est tapissé de gros aimants. Avec des antennes spécifiques, qui s'orientent sur les régions du corps que l'on veut observer.

À l'extérieur, le pupitre de commande, avec les manettes, les compteurs, les cadrans et les écrans qui font penser au cockpit d'un airbus. Des médecins, des radiologues se placent derrière ce pupitre pour pratiquer l'examen, protégés des radiations par une vitre.

Je n'ai pas eu à attendre. Une infirmière m'a ôté mes vêtements, à l'exception de mon caleçon. Elle m'a retiré ma montre, vérifié que je ne portais pas de bagues ou de chaînette en or. Elle m'a demandé si j'avais un appareil dentaire. Je n'avais que des dents provisoires, celles que ma dentiste avait posées en attendant les autres, les vraies-fausses définitives qu'elle aurait dû sceller quelques jours plus tard. Ne sachant pas si les dents provisoires contenaient du métal ou pas, j'ai décidé de décoller cet appareil de fortune. On m'a enfin proposé de me conduire aux toilettes, le voyage risquant d'être un peu long.

– Entre quarante et soixante minutes, mais vous n'avez rien d'autre à faire.

Très drôle ! Un peu lourd, en vérité, l'infirmière devait servir la même plaisanterie à tous les patients qu'elle préparait à entrer dans cette espèce de sarcophage. Car ça ressemblait effectivement à un sarcophage ou à un cercueil. Ou encore à un lit à bronzer comme dans les instituts de thalassothérapie, mais le décor en était loin.

Elle me donna à lire un carton sur lequel il y avait les dernières recommandations :

« Dire si vous êtes enceinte ou si vous pensez l'être. » Je n'étais pas enceinte et je pensais ne pas l'être.

« Dire si vous êtes porteur d'un stimulateur cardiaque ou de tout système électronique implanté. » Je ne portais ni stimulateur cardiaque, ni système électronique implanté.

« Dire si vous portez un corps étranger. » Un corps étranger ? Bien sûr, il paraît même que j'avais des petites bêtes miniatures partout, mais ça ne comptait pas.

Quand toute la procédure de préparation a été terminée, on a vérifié la qualité de la perfusion qui me reliait à la perche, puis on y a ajouté un produit de contraste qui, une fois injecté dans le sang, devait colorer les parties sensibles.

Cette installation m'a tout de suite fait penser à celle de Tintin et de ses acolytes dans la fusée qui les emmène marcher sur la Lune. Mais mon voyage n'avait rien d'exotique. À ce moment-là je savais bien que les médecins ne recherchaient qu'une chose : une tumeur. L'obsession qui vous mange la tête.

– Vous serez dans le noir, mais il y aura par moments beaucoup de lumière, des flashes et surtout un bruit qui vous semblera assourdissant. Ne vous inquiétez pas.

– Côté inquiétude, merci, je n'ai pas peur de manquer.

– On va vous donner des tampons auditifs anti-bruit parce que, vous allez voir, cet examen n'entraîne aucune douleur, sauf que le bruit à l'intérieur s'avère rapidement insupportable.

J'étais fin prêt. Les infirmiers m'attachèrent sur le dos et me firent glisser tranquillement dans le tunnel. Le bruit, en effet, était assourdissant.

Au bout d'une heure, on me fit comprendre que l'examen était terminé. Deux infirmières m'ont donc extrait de ce sarcophage pour me réinstaller sur le brancard et me garer le long d'un couloir.

Les services étaient sursaturés. Une dizaine de personnes déjà attendaient de passer dans la boîte à IRM. Avec une telle file d'attente il devenait de plus en plus évident que j'avais pris la place de quelqu'un.

Ma fille avait raison. Il fallait attendre en moyenne quarante-cinq jours pour avoir un rendez-vous IRM en France. Je ne pouvais pas m'empêcher de penser que la dizaine de patients qui attendaient dans le couloir avaient dû prendre rendez-vous deux mois auparavant. Moi, j'arrivais et je passais devant tout le monde. J'étais content et honteux. Content et coupable.

J'ai enquêté, beaucoup plus tard, sur les inégalités de traitement.

L'an dernier, il devait n'y avoir en France que cent quatre-vingt-deux machines d'imagerie par résonance médicale alors que l'Allemagne en comptait mille cent quarante-huit. L'écart d'équipement était aussi flagrant pour les scanners, où les Allemands sont dotés de trois fois plus d'appareils que nous.

D'où les délais d'attente. En Île-de-France, en Bretagne, il faut patienter plus d'un mois. Mais au Mans par exemple, dans la Sarthe, le délai est de soixante jours. La palme du sous-équipement revient à la région Midi-Pyrénées où deux départements sur huit seulement sont équipés en IRM. L'habitant de l'Aveyron ou du Tarn a donc le choix entre attendre un rendez-vous plus de deux mois ou parcourir une centaine de kilomètres pour tenter sa chance à Toulouse. À moins de se faire pistonner et de tomber sur le médecin qui fera ce qu'il faut pour vous faire passer avant les autres.

En deux mois d'hôpital on m'a raconté des pratiques incroyables. Des médecins qui prennent les rendez-vous eux-mêmes ou qui vont jusqu'à faire hospitaliser leur patient pour qu'il puisse être examiné dans le cadre hospitalier. Du coup les personnes qui n'obtiennent pas d'IRM en ville entrent à l'hôpital plusieurs jours rien que pour un seul examen d'une heure, ou alors vont le faire en Allemagne. La Sécu doit non seulement payer l'examen, qui est cher, mais également les nuits d'hôpital qui ont permis de court-circuiter les files d'attente. Quand ce n'est pas un voyage en Europe !

Ce manque d'équipements n'a pas pour seul effet de faire attendre les malades et d'accroître leur angoisse. Dans bien des cas, il provoque l'aggravation de leur état. Chaque année, plus de quarante mille personnes frappées par un accident vasculaire cérébral n'ont pas accès à un scanner dans les délais voulus. Or cet examen est le seul qui puisse définir le type d'accident cérébral et autoriser les traitements nécessaires.

L'accident vasculaire cérébral, c'est, disent les médecins, l'infarctus du cerveau. Un caillot va boucher une artère en provoquant le blocage d'une partie du cerveau. Ce qui entraîne en général, au pire la mort, au mieux la paralysie totale ou partielle. Nombreux sont ceux, célèbres ou anonymes, qu'ont eu beaucoup de mal à échapper aux conséquences d'un accident cérébral.

Les médecins estiment que deux mille cinq cents personnes décèdent des suites d'un accident cardio-vasculaire chaque année alors qu'elles auraient pu être sauvées par l'imagerie médicale.

Ne parlons pas de la lutte contre le cancer dont l'essentiel passe par l'utilisation de l'imagerie médicale. Pour rechercher des métastases cérébrales, dans le cadre du bilan d'extension, l'IRM est l'examen de première intention car c'est elle qui détecte beaucoup plus de lésions que le scanner.

On était déjà en retard avec les scanners. Le retard n'a fait que s'aggraver avec les IRM. Les hôpitaux français sont remplis de médecins géniaux, parmi les meilleurs du monde, mais leur travail est bloqué ou diminué faute de matériel.

Le crabe tue aujourd'hui encore cent cinquante mille personnes par an. Un bon tiers aurait pu être sauvé si le cancer avait été dépisté au tout début. Ce n'est pas deux cents machines, c'est plus de mille qu'il faudrait acheter et installer dans les hôpitaux. Un appareil coûte près de deux millions d'euros. Le scanner coûte aux environs d'un million et demi d'euros. Quant au PET scan dont il n'existe qu'une dizaine aujourd'hui en France, il vaut deux millions d'euros.

Un plan d'équipement complet, efficace,

nécessiterait un investissement global de quatre cents millions d'euros. Dans la conjoncture actuelle, c'est un effort impossible à financer. On va donc vivre encore très longtemps avec ces inégalités flagrantes entre ceux qui habitent la Sarthe et ceux qui logent dans le XVe arrondissement. Entre ceux qui connaissent un médecin qui a un accès direct à un laboratoire équipé et les autres. Le clivage ne dépend pas de l'argent du malade. Il dépend de sa capacité à faire jouer ses relations s'il en a.

Économiquement, la perversion du système est très facile à comprendre. Quoi qu'on en dise, le marché existe, avec d'un côté une forte demande de services médicaux, toujours plus forte et c'est normal, et de l'autre, une offre de services plutôt rare en qualité.

Dans n'importe quel secteur libre, on aurait assisté à une augmentation des prix. Cette montée des prix aurait découragé une partie des clients. Du coup la demande ainsi raréfiée se serait ajustée à l'offre. À terme, on peut aussi imaginer que le nombre de médecins et d'équipements disponibles s'accroisse. Voilà comment fonctionne et s'équilibre un secteur économique libre. C'est le B.A.-BA. Seul problème : les clients qui n'ont pas d'argent ou pas de mutuelle restent à la porte de la clinique et ne sont pas soignés. C'est ce qui se passe aux États-Unis.

Dans le système français, les prix sont fixés par la Sécurité sociale. Ils ne peuvent pas servir de variable d'ajustement. Les bons médecins ne peuvent pas faire payer plus cher que ceux qui sont mauvais ou qui ont une moins bonne réputation. Par conséquent, il n'y a pas de miracle : si les prix ne bougent pas, les files d'attente s'allongent, ce qui nous ramène à la belle époque des queues dans les magasins de Moscou ou de Varsovie.

Le système communiste s'est effondré. Mais le système français de Sécurité sociale tient le choc et le coup. Les files d'attente pour obtenir une IRM ne cessent pas de s'allonger.

Marie avait le sourire. Elle venait de me rejoindre. Une demi-heure qu'on m'avait garé en double file dans le couloir d'accès à la radiologie et j'attendais les premiers résultats.

– Tu n'as rien dans la tête. Je m'en doutais, tu as toujours frimé. Elle est vide, ta tête. Ton épaule gauche est pourrie mais on le savait, ce qui m'inquiétait c'était l'IRM du cerveau. J'ai vu le médecin, il m'a affirmé que tes neurones fonctionnaient normalement. Et je m'y connais en IRM.

Elle rit avec des larmes plein ses grands yeux bleus, ma puce... Depuis combien de temps pleurait-elle ? Des mois. Pleurs. Pleurs de chagrin. D'amour. De colère contre l'injustice de la vie et la cruauté de la mort. Pleurs et rires à la fois.

– Pourquoi ris-tu ?

– Parce que je repense aux vraies raisons pour lesquelles ils t'ont fait cet examen de la tête.

Je ne comprenais absolument rien à ce qu'elle voulait dire.

– Et c'est quoi les raisons ?

– Je pense qu'ils t'ont fait passer une IRM de la tête à cause d'un nain de jardin.

– Quoi ? À cause d'un nain de jardin, mais je tombe... Pince-moi !

– Oui, le nain de jardin que je t'ai apporté. Il paraît qu'ils t'ont vu et entendu lui parler. Alors ça leur a foutu la trouille. Tu as eu des conversations interminables avec lui. Tu lui as raconté ta vie... Les infirmières et les médecins de la Croix Saint-Simon se sont affolés... Ils ont pensé que tu avais pété un câble. Ils ne pensaient pas à une tumeur, encore que... ils pensaient surtout à une poussée de l'infection au cerveau, parce qu'il paraît que ça se matérialise ainsi. Le sujet se met à déconner, à disjoncter si tu préfères.

En racontant, cette histoire de nain de jardin, elle n'en pouvait plus de rire.

– C'est curieux ce que tu me dis, car je n'ai aucun souvenir d'avoir eu une histoire avec un nain de jardin.

– Tu n'as pas eu une histoire avec mon nain de jardin, tu as déliré sur lui. Pour eux, c'était suspect.

– Mieux vaut être suspect que suce-bite !

– Tu es dégueulasse de dire des choses pareilles. En réalité, mon vieux, le proverbe n'est pas celui-là. Mieux vaut être presbyte que lèche-cul... Ah ! Ah ! Ah !

– Oh ! Ça va, il n'y a que des carabins ici. Tu crois qu'ils se gênent, eux, pour déblatérer des bêtises...

– Non, mais je m'en fous, tu es considéré comme un type sérieux, un peu triste même. Si tu te mets à déconner, ou à faire l'idiot, ils pensent que tu es malade.

– Bon, très bien, je ne dirai plus rien. Mais crois-moi, je suis assez content de ne pas avoir de crabe dans la tête.

– C'est clair. Ils pensent que tes délires étaient dus à un excès de morphine. Donc ils vont se calmer un peu avant de te transformer complètement en toxico parano délirant.

– C'est pas vrai ?

– Si, je viens d'avoir François Krainik au téléphone, il m'a confirmé que tu déconnais grave et que ça les inquiétait... Ils sont incroyables mais ils regardent et analysent tout et tout. Enfin, on est au moins sûrs d'une chose, c'est que tu n'as pas de tumeur au cerveau.

Mon épaule me faisait toujours autant souffrir et j'étais incapable de me tenir debout. Je suis donc rentré à l'hôpital de la Croix-Saint-Simon comme j'en étais venu, c'est-à-dire allongé dans une ambulance.

La seule différence c'est que Marie m'accompagnait et me racontait le voyage. Place d'Italie, les quais... « Tiens on passe devant la Fnac... des cinémas... un théâtre. »

Elle jouait les guides touristiques pour m'être agréable. Étant couché je ne voyais rien du paysage. En fait, je ne l'écoutais pas, je n'avais envie de rien d'autre que de rentrer dans cet hôpital de la porte de Montreuil qui était devenu en quelques jours mon refuge.

Il y avait désormais le dehors et le dedans. Moi qui ne pouvais pas passer une seule journée sans dévorer les quotidiens, les périodiques et si possible quantité de magazines spécialisés, je laissais de côté tous les journaux qu'on m'apportait avec gentillesse. Aucun intérêt. Je me suis demandé si je savais encore lire.

À tel point que lorsque mes confrères et mes amis de la télévision ont commencé à m'envoyer des petits mots d'amitié, je ne réalisais pas qu'autant de monde de l'extérieur pouvait penser à moi. C'était émouvant, poignant. Des gens qui n'étaient pas des amis proches mais qui m'écrivaient leur amitié.

Ma réaction était simple. Identique à chaque lettre. Chaque coup de téléphone. Chaque visite. Je ne méritais pas autant d'attention. Il y avait des gens beaucoup plus malades que moi et depuis beaucoup plus longtemps. Je ne méritais pas autant d'amour.

Les dirigeants de TF1 ont été extraordinaires de sollicitude et d'attention. Moi qui, en ce mois de juillet, n'avais plus aucune valeur professionnelle. Mon fonds de commerce était complètement démonétisé. Je n'avais plus ni talent, ni envie. Étienne Mougeotte a remué ciel et terre, chaque jour, pour vérifier la qualité des médecins qui m'avaient pris en charge comme je l'avais vu faire pour d'autres de ses collaborateurs.

– Tu as été hospitalisé où, Jean-Marc ? La Croix-Saint-Simon, c'est quoi cet hôpital ? Bon, je te rappelle.

Deux heures plus tard Étienne rappelait.

– Ne t'inquiète pas, je me suis un peu renseigné, tu peux avoir confiance, c'est le meilleur pour ce que tu as...

J'ai su longtemps après qu'avec Patrick Le Lay, ils s'étaient fait communiquer les nouvelles de ma situation pendant les deux mois d'été.

– Et tu vas aller à Pompidou ? Dans quel service ? Deloche, Fabiani oui... ils sont bons... Il faut que tu tiennes.

Cette pression permanente a évidemment joué un rôle essentiel dans la façon dont les médecins ont pris ma maladie en charge. Appartenir à une machine aussi puissante que TF1 constituait pour moi une chance supplémentaire dans cette épreuve.

J'étais accompagné, rassuré. Je suppose que l'ensemble des médecins le savait. Ce support, cette attention de tous a été émouvante.

Marie et Lee continuaient de venir me tenir compagnie, le soir, en se relayant. Bernard Volker et Claire Chazal, mes deux vieux complices, étaient déjà venus jusqu'à la Croix-Saint-Simon deux fois l'après-midi, ce qui n'avait pas été sans jeter un certain émoi dans l'hôpital...

À partir du jour où Claire est passée, je n'étais plus le monsieur de la télévision, j'étais le malade de la chambre 17 qui connaît Claire Chazal. Sa visite m'a ému jusqu'aux larmes, parce que ça n'a pas dû être facile. Même avec des lunettes noires, on a bien dû la reconnaître à la descente du taxi. Avant qu'elle ne s'engouffre dans l'hôpital, elle avait eu le temps de déclencher une émeute.

– Tu es venue seule, fallait pas.

– Tu te tais, je suis venue parce que je tiens à toi et je voulais te dire que beaucoup d'autres gens aussi. Plus que tu ne l'imagines. Et puis faut arrêter de pleurer. Tu pleures trop... Mon petit Jean-Marc, on se connaît depuis combien de temps ?

Bonne question. J'avais rencontré Claire Chazal alors que je travaillais au *Quotidien de Paris* avec Philippe Tesson.

Claire et moi avions gardé un souvenir magnifique de cette époque, sans doute la plus passionnante de notre carrière, et quand l'un des deux avait un petit moral, l'autre s'arrangeait pour l'épauler. La folie de Philippe Tesson, son talent et son courage. L'intelligence de Paul Guilbert, aujourd'hui disparu.

Claire avait touché juste cet après-midi-là en me rappelant ce bon temps. Toute cette bande, et les souvenirs qui vont avec, et les leçons, et les expériences, et les engueulades, me faisaient revivre.

– À ce moment-là, me dit-elle, on t'avait

surnommé Smurf, tu bougeais tout le temps. Tu avais une idée à la seconde... Tu étais assez fatigant.

– Il y avait une équipe formidable avec nous. Stéphane Denis, qui est à *Match* aujourd'hui et qui rêvait d'écrire des romans... Yves Messarovitch qui est au *Figaro*... Philippe Manière, tu t'en souviens... Sabine Delanglade qui est à *L'Express* et qui a téléphoné pour demander si elle pouvait passer... Et Patrice Carmouze, qui travaille avec Ardisson... Tu te souviens de Francois Labrouillère, eh bien j'ai appris qu'il était à *Match* mais qu'il travaillait surtout avec Jean Montaldo. Ça me fait drôle de dérouler ce film...

– Ce qui est extraordinaire avec toi, c'est que depuis que je te connais, tu ne sais pas qui tu es, et ce que tu vaux. Alors maintenant que tu es sur ce lit d'hôpital tu vas te convaincre qu'il y a plein de gens qui t'attendent et qui t'aiment...

– Tu es vraiment gentille mais ne te casse pas la tête, je ne sers pas à grand-chose... La télévision est une loupe qui usurpe les personnalités. Quand la lumière s'éteint, on n'est plus rien. Tu le sais mieux que personne. Moi, si je crevais demain, personne ne s'en apercevrait.

– Tu te trompes, merde, tu as inventé quelque chose dans le métier, et pour tous ceux qui t'aiment, il va falloir que tu t'accroches... Et puis tu as tes enfants...

– Ils sont grands.

– Ton programme c'est quoi ? Et Lolo, qu'est-ce qu'elle dit ?

– Elle n'a pas cherché à me parler, et je ne l'ai pas vue. Elle est venue un soir très tard, m'a-t-on précisé, mais je dormais et les infirmières de permanence n'ont pas voulu qu'elle reste. Je ne sais pas ce qui s'est passé... Les médecins d'ici ne tiennent pas trop à la voir. Ils discutent avec ma fille Marie et avec Lee qui sont au courant de tout.

– Ne t'occupe pas de ton travail : après le 14 juillet, il ne se passe plus grand-chose en politique ou en économie... Tu reviendras tout neuf à la rentrée et personne ne se sera aperçu de rien.

M'occuper de mon travail, si elle savait combien je m'en foutais, à ce moment-là.

– Tu veux dire que je suis comme les bons élèves, je tombe malade pendant les vacances... C'est un peu ça ? Allez, vas-y, il est déjà tard.

Ces visites, comme le reste, me bouleversaient. Jamais je n'aurais osé imaginer que des gens aussi occupés puissent passer autant de temps dans les embouteillages pour venir me visiter.

Une fois qu'ils étaient partis, je fondais en larmes. Je pleurais pendant une demi-heure, une heure. Je n'étais pas malheureux, j'étais effondré de découvrir autant d'attention.

Qu'est-ce que j'avais fait avant d'être malade, qu'est-ce que j'avais fait pour ne pas voir et ne pas entendre tout ce qu'il y avait autour de moi ? Je me sentais nul. Petit. Mesquin. Moche. D'avoir été aussi égoïste. Il fallait que je sois hospitalisé pour la première fois pour m'apercevoir que le monde n'était pas aussi cynique que je l'avais toujours décrit. Bravo.

Pleurer et pleurer, sans pouvoir m'arrêter, devait me purger de toutes les arrogances dont je me sentais coupable. En fait, je payais.

J'avais bien essayé de me confier à Marie et à Lee en m'étonnant qu'elles me supportent elles aussi, mais ce genre d'échange tournait court.

– Tu fais chier avec ta pseudo-culpabilité, me disaient-elles chacune à leur manière, d'abord tu vas te soigner et ensuite tu vas essayer d'accepter que les gens t'aiment.

Accepter d'être aimé. Gratuitement. C'était vraiment nouveau pour moi.

Le 14 juillet approchait. Les analyses de sang auxquelles on procédait chaque jour, les radios de l'épaule, les scanners ne trahissaient aucune aggravation de l'infection mais ne démontraient aucune amélioration sensible.

J'avais commencé les séances de kiné avec Sophie qui dirigeait le service à l'hôpital. Elle était débordée. Elle réussissait à venir chaque jour accompagnée d'une ou deux élèves de l'école. Elle était d'une patience inhumaine. Elle avait commencé à m'expliquer en détail ce dont je souffrais et, pour que je comprenne bien, elle m'avait décrit le fonctionnement de l'articulation.

– C'est un pendule dans sa précision et un levier

dans sa puissance. Le problème chez vous, c'est que la pièce principale est abîmée. C'est pour cette raison que vous ne pouvez plus bouger l'épaule. C'est aussi pour cette raison que vous avez très mal. Les traitements vont reconstituer la pièce qui manque et nous on va essayer progressivement de la refaire marcher.

Tout en racontant le fonctionnement de cette mécanique, Sophie avait commencé à me manipuler le bras, mais la douleur était trop intense. Insupportable. Par conséquent, dès qu'elle approchait j'avais peur. Elle avait donc décidé de ne pas insister et de démarrer les massages après le 14 juillet.

Inconsciemment, j'étais persuadé qu'il me fallait attendre la mi-juillet pour y voir plus clair. Je ne sais pas pourquoi mais l'idée que je me sentirais différent la semaine suivante s'infiltrait dans ma tête.

Je m'habituais aux antibiotiques et surtout je n'étais plus en permanence angoissé par le fonctionnement de la perfusion. Ma vie était à peu près réglée. Je me doutais qu'après le 14 juillet la vie tournerait au ralenti. J'aurais moins de visites, moins de coups de téléphone. Mes amis allaient tous, les uns après les autres, partir en vacances. Je savais aussi, parce que Zina me l'avait dit, que l'hôpital lui-même tournerait au ralenti, faute de personnel. Rien de tout cela ne me préoccupait réellement. J'allais m'installer dans une espèce de léthargie en attendant l'issue de ce combat contre les staphylocoques qui s'était engagé à l'intérieur de mon corps.

J'avais la certitude de passer l'été à l'hôpital mais

pas celle d'en sortir en bon état et cela m'était égal. La douleur elle-même devenait presque vivable à partir du moment où personne ne me touchait et où j'économisais mes mouvements. Ne pas faire une toilette chaque jour ne me gênait même plus. La vérité, je crois, est qu'on avait trouvé le bon réglage de morphine, qui amortissait tout sans pour autant m'abrutir complètement...

XI

Il va falloir opérer à cœur ouvert

J plus douze. Le 12 juillet. Un vendredi. C'est ce jour-là que je devais subir l'examen au cœur. J'aurais dû faire cette endoscopie œsophagienne juste après mon accident à l'œil droit, deux mois plus tôt. Bien avant de rencontrer les staphylocoques.

Il faisait très chaud. Paris avait commencé à se vider en cette veille de grand week-end.

J'avais été prévenu, l'exercice n'a rien d'agréable. Il s'agit de déglutir une petite caméra qui reste reliée à des appareils de visualisation par un câble. Elle récupère les images du cœur mais donne envie de vomir. Au bout d'un quart d'heure, vous êtes épuisé, vidé. Vous vomissez, en effet, tout ce que vous avez dans l'estomac. Mais ce qui n'était pas prévu, c'est que le contrôle de formalité allait tourner au cauchemar...

Les médecins de la Croix-Saint-Simon m'avaient donc pris un rendez-vous à l'hôpital Georges-Pompidou, dans le service de cardiologie, pour le début de l'après-midi. Les cardiologues consultent rarement le matin, contrairement aux autres spécialistes : le matin, ils opèrent.

Je m'apprêtais à faire une nouvelle traversée de Paris en ambulance. Ce qui ne me réjouissait pas. J'appréhendais de me replonger dans le monde extérieur, même protégé dans une ambulance. J'appréhendais cette nouvelle confrontation avec des médecins que je n'avais jamais rencontrés, dans un hôpital où je n'avais encore jamais mis les pieds. Ce monde me paraissait définitivement hostile.

J'avais suggéré à Lee de me rejoindre à Georges-Pompidou. De l'Étoile où elle avait son bureau, c'était mieux pour elle que de venir à la Croix-Saint-Simon. Plus facile. Plus court.

L'ambulance est arrivée aux urgences de Pompidou quelques minutes avant l'heure convenue. Elle s'est garée au sous-sol. Les infirmiers m'ont fait glisser sur un fauteuil roulant, ensuite nous avons pris un ascenseur jusqu'au rez-de-chaussée, service d'accueil : un comptoir derrière lequel je devinais des écrans d'ordinateurs et derrière les écrans des jeunes femmes. Je les devinais car de mon fauteuil roulant, j'étais trop bas pour participer activement aux formalités.

Bien qu'accompagné des deux ambulanciers, je me sentais seul. Un vague sentiment d'inquiétude qui vous fait chercher un regard. Je cherchais Marie, mais elle n'avait aucune raison d'être là puisqu'on avait convenu qu'elle ne viendrait qu'en soirée. Lee ? Oui mais elle n'était pas arrivée ou alors elle était perdue dans ce dédale de couloirs. Elle était peut-être en train de m'attendre à un autre comptoir. Comment le savoir ?

– Il est venu seul ? demanda-t-on aux deux ambulanciers qui m'avaient conduit.

– Il est venu avec nous, on va s'occuper de tous les papiers.

On parlait de moi à la troisième personne. Comme on l'aurait dit d'un enfant handicapé ou d'un vieillard sénile. Horrible. Le sentiment de ne plus exister. Déjà.

– Il a rendez-vous au département de chirurgie cardiovasculaire avec... (elle hésitait)... avec le professeur Jean-Noël Fabiani... C'est le patron, ajouta-t-elle. Vous avez de la chance, vous venez d'où ?

Elle avait changé de ton. Elle s'était levée pour essayer de voir la tête que j'avais. Normal, j'avais rendez-vous avec le patron. Je n'en savais rien.

– Nous venons de l'hôpital de la Croix-Saint-Simon, précisa l'un des brancardiers.

– Ah oui ! C'est vous qui travaillez à la télévision... donc c'est une consultation. Vous allez au troisième, ascenseur du fond à gauche. Vous allez faire l'examen avec le docteur Baquet et le professeur

Fabiani vous recevra ensuite. Enfin, c'est ce qui est noté dans l'informatique.

L'informatique à Pompidou, c'est sacré. Puisque c'était inscrit dans l'informatique, on allait pouvoir progresser.

Je sortais d'un établissement un peu vieillot, surpeuplé, où tout le monde avait tendance à se marcher sur les pieds. J'arrivais dans un hôpital comme on en voit dans les films américains, tout était clair et clean. Avec un détail frappant : cet hôpital ne sentait pas l'hôpital.

Vus de mon fauteuil roulant, les halls d'accueil de l'hôpital Pompidou paraissaient immenses. Les couloirs, les ascenseurs, les salles d'attente étaient démesurés. Entre la salle de gare et l'allée principale d'une galerie marchande, mais avec beaucoup moins de promeneurs.

Après avoir parcouru des kilomètres de couloirs, on m'a laissé au troisième étage dans une petite pièce sombre dont les stores avaient été baissés. Un bureau bourré d'appareils électroniques. J'y suis resté seul un bon quart d'heure. Un quart d'heure qui a pesé aussi lourd que des heures d'angoisse.

– Bonjour, je suis le docteur Baquet, je suis cardiologue. Bon, j'ai vu tout votre dossier, je ne vous cache pas que ce qui nous inquiète c'est le petit accident que vous avez fait à l'œil en juin, je crois. Vous auriez d'ailleurs dû faire cet examen beaucoup plus tôt. Votre médecin ne vous l'avait pas prescrit ?

Notre relation commençait assez mal. Il me faisait peur, avec ses reproches.

– Si, si, mais l'infection à l'épaule ne m'en a pas laissé le temps.

– Vous êtes journaliste à TF1... Vous connaissiez Pompidou. On est voisins. Vous n'avez que la Seine à traverser.

– Non, je ne connais pas l'hôpital. Enfin, je le connais de l'extérieur. C'est la première fois que j'y mets les pieds. Enfin, les pieds, je me vante puisque je suis en petite voiture.

– Vous pourriez marcher ?

– Je marche un peu, mais avec la perf ce n'est pas très pratique. Et puis je vais vous dire, je suis crevé, fatigué.

– Bien, on va passer à l'examen.

– Ça va durer combien de temps ?

– Ça ne sera pas très long. Allez, on y va !

L'ingestion du tube prit trois bonnes minutes, millimètre par millimètre. L'œsophage encombré de ce tube, on a l'impression que l'estomac se retourne comme une vieille chaussette.

– Vous essayez de ne pas bouger...

Je ne pouvais ni bouger, ni parler. C'était insupportable, d'autant que ce médecin était de ceux qui commentent à voix haute ce qu'ils font ou qui marmonnent en réfléchissant. Résultat, on les entend mais on ne comprend strictement rien à ce qu'ils disent. J'étais donc obligé de me fier aux intonations de sa voix, aux mimiques de son visage, à tout ce qui me paraissait inhabituel bien sûr.

– Vous ne bougez pas...

En même temps, il manipulait un appareil sur le côté. Un magnétoscope. Quatre minutes plus tard, il a commencé à extraire cette foutue caméra et à me libérer.

– Voilà, j'ai fait un enregistrement, c'est une cassette vidéo, je vais la montrer au professeur Fabiani. Il y a quelque chose que je ne comprends pas bien... Restez là. Je reviens dans un instant...

Rester là, rester là. Où voulait-il que j'aille, coincé dans mon fauteuil roulant avec cette perche ? Je stimulais ma colère pour supporter la vague inquiétude qui montait.

En fait, le « Il y a quelque chose que je ne comprends pas bien » m'angoissait. Quand un médecin vous sort une phrase pareille et se tire en labo pour vérifier, c'est la panique assurée.

Comme si on m'avait fait une injection d'incertitude. À mesure que j'attendais, cette incertitude se diffusait dans mes veines et affolait mon pouls. Il fallait que ça cesse, que je sache. Quand le cardiologue est revenu dans cette salle d'examen, son visage s'était refermé. Il était renfrogné, préoccupé.

– On va recommencer, parce qu'on ne voit pas bien ce que vous avez... Je suis désolé... On va être obligés... Ne bougez pas...

Je ne bougeais pas. J'étais tétanisé. Pour la deuxième fois, le médecin dirigeait l'ingestion de la caméra de la main gauche. Avec sa main droite, il manipulait les cadrans situés à la base de ses écrans vidéo. J'avais l'impression, une nouvelle fois, que mon estomac se tordait comme une serpillière, me redonnant l'envie de vomir toutes mes entrailles.

Je ne voyais qu'une chose : le regard du médecin qui scrutait son écran. Il voulait faire un deuxième enregistrement quand il a préféré empoigner le téléphone.

– Vous pouvez venir maintenant ? demanda-t-il, l'image est assez claire... Oui, merci.

Trois minutes plus tard, un homme, la cinquantaine, est entré dans le bureau. En blanc, des pieds à la tête : pantalon, chemise-blouse et bonnet. Aux pieds, des chaussures de toile blanche.

– Bonjour, je suis le professeur Fabiani, Jean-Noël.

J'étais incapable de lui répondre, compte tenu de toute la tuyauterie qui me passait par la bouche, mais mon regard devait en dire beaucoup sur ma demande de renseignements et de réassurance.

Aussitôt, j'ai eu confiance en lui. L'uniforme peut-être ? Il était habillé en chirurgien. Je le connaissais vaguement de réputation. Trois chirurgiens travaillent dans le département de cardiologie de l'hôpital Pompidou. Le professeur Deloche, le professeur Carpentier et lui. Pourquoi ai-je été reçu par lui ? Je n'en savais strictement rien. Je ne connaissais aucun des trois. Seul, je m'en serais remis au hasard.

Je ne sais pas si je serais venu à Pompidou, il y a

tellement d'autres hôpitaux dans Paris qui offrent une consultation de cardiologie. Ce n'est pas moi qui avais choisi de consulter l'un des plus grands spécialistes des dysfonctionnements cardiaques. Cette décision avait été prise par les médecins de la Croix-Saint-Simon en accord avec François Krainik, mon ange gardien. Je l'ai compris très vite, Jean-Noël Fabiani était de leurs amis. Ils avaient confiance en lui.

Sans attendre, il s'est penché sur l'épaule de son confrère pour regarder l'image vidéo.

– Ramenez le tube vers l'avant, dit-il d'un ton très calme. Oui, comme cela. L'image est claire. On voit bien, c'est à l'entrée de l'aorte. On va la mesurer, elle doit faire plus de un centimètre... Vous avez raison... Ça bouge à chaque flux et reflux de sang... Elle tient à peine. Ok, on vous libère...

Les deux médecins sont restés un long moment sans rien dire. L'un d'eux s'est dirigé vers la fenêtre pour ouvrir le store et sortir le bureau de la pénombre. Je me remettais doucement de cette deuxième extubation. J'étais épuisé, vidé. Avec l'impression qu'en me retirant les tubes on m'avait arraché les parois de l'œsophage et que je saignais.

– Monsieur Sylvestre, on va tout se dire. Vous êtes seul, pas de famille avec vous... Il y a une jeune femme qui attend dans la salle d'attente... Elle a demandé ce qui se passait mais comme elle n'est pas de votre famille, il faudra que vous nous autorisiez à lui parler... Voulez-vous qu'on l'appelle ?

– Je suis d'accord mais tout à l'heure, dites-moi d'abord ce que vous allez faire.

– Nous pensons que vous avez quelque chose à l'entrée de l'aorte, une masse d'un centimètre environ, qui est attachée à la paroi de l'artère, mais qui bouge avec le flux sanguin... Un peu comme un vieux volet qui claquerait au vent dans une maison en ruine. Je ne sais pas ce que c'est, mais il faut que nous allions la chercher...

Fabiani était clair, précis, serein. Il me rassurait plutôt.

– Quand vous dites que vous devez aller la chercher, vous voulez dire que...

– Oui, nous allons opérer...

– Comment ça, vous allez opérer ?

– Je vous l'expliquerai en détail, mais je vais être obligé de vous faire une opération à cœur ouvert, d'ouvrir l'aorte, de la nettoyer. On a l'habitude... C'est un peu compliqué... Oui, c'est plus compliqué qu'un pontage... Après on analysera cette masse qui gigote, et puis on refermera. On va vous ouvrir là, sur le devant.

C'est à ce moment précis que tout a basculé. J'ai repassé le film de ma vie en une poignée de secondes. Cherché ce que j'avais pu faire pour mériter ce genre de punition. Envie de crier, de courir loin et de pleurer. Parler, parler, mais je n'y arrivais pas.

– Ce n'est pas pressé ? On va pouvoir attendre quelques mois, la fin de l'année ?

Je n'avais vraiment rien compris.

– Sûrement pas, c'est assez pressé. Cette masse dont j'ignore la composition peut se détacher d'un moment à l'autre. Si elle se détache, elle est embarquée par le sang dans des artères de plus en plus fines jusqu'à ce qu'elle en bloque une. En général ça paralyse le cerveau. Vous pourriez faire une attaque cérébrale... Cela peut arriver à n'importe quel moment. L'accident que vous aviez subi à l'œil vient de là. Cette masse qu'on a repérée a dû laisser échapper un extrait ou un filament. Cette poussière est allée boucher une artériole qui n'irrigue plus la moitié de votre œil droit. Cela étant, on va en discuter avec toute l'équipe de médecins qui vous suit, mais au premier abord je ne vois pas le rapport avec votre infection. Il aurait pu y avoir une relation de cause à effet, vous auriez pu avoir un foyer infectieux dans le cœur. Ce n'est pas le cas, nous avons regardé, c'est très propre. Remarquez, c'est dommage, j'aurais préféré, c'eût été moins emmerdant que ce qu'on a découvert, mais on ne choisit pas. L'infection nous a obligés à faire cet examen. Et cet examen nous a permis de découvrir une saleté.

Le ciel me serait tombé sur la tête que ça ne m'aurait pas fait plus de mal. Jean-Noël Fabiani venait de m'expliquer qu'il avait découvert une bombe à retardement placée à l'entrée du cœur et qu'elle pouvait me faire exploser le cerveau à tout instant.

– Mais qu'est-ce que c'est que cette masse ?

– Je pense que c'est… (il hésitait)… je pense que c'est une tumeur. C'est pour cela qu'il faut que nous allions la chercher.

Le ciel me retombait sur la tête, pour la deuxième fois.

– Vous me dites en l'occurrence que je suis foutu…

– Il s'agit d'une tumeur bénigne. Au cœur, les tumeurs…

– Arrêtez, maintenant faites ce que vous voulez, ça n'a pas d'importance…

Il fallait que je pleure, que je me vide de tout.

J'étais sur ce fauteuil roulant, une perfusion dans le bras pour combattre un staphylocoque qui avait eu la bonne idée de bouffer mes articulations, et voilà qu'on m'apprenait que j'avais une tumeur dans l'aorte.

– Monsieur Sylvestre, ce que vous avez est très embêtant, c'est grave, ça va demander une opération longue, délicate, d'autant plus délicate que vous avez cette infection. Normalement, nous n'opérons pas les malades qui souffrent d'infection, trop de risques, on attend qu'elle soit éradiquée. Dans votre cas, on n'a pas le temps d'attendre. Alors je vais en parler avec vos médecins de la Croix-Saint-Simon pour déterminer le protocole le moins risqué. Il faut que nous trouvions une solution pour aller très vite. Je vous répète que ce n'est pas la tumeur qui est préoccupante, c'est sa position…

J'étais assommé. Tout à coup je le haïssais. Je le

vomissais. Si j'avais pu l'injurier, lui cracher à la gueule, je l'aurais fait. Les yeux, le nez, tout chez moi était noyé de larmes. De pleurs, de cris.

– Calmez-vous, me dit-il, je comprends...

– Vous comprenez quoi ? Rien ! Vous dites n'importe quoi... Une tumeur c'est une tumeur, ne me racontez pas d'histoires...

– J'appelle votre amie ?

Je ne tenais pas à ce que Lee me voie complètement effondré, mais qu'importait finalement... Une fois de plus j'étais nul. À trente-trois ans, qu'est-ce qu'elle faisait là avec une ruine qui se délabrait un peu plus jour après jour ?

– Si vous voulez, dites-lui d'entrer.

Lee est arrivée dans ce petit bureau.

– Je suis au courant. Tu vas te faire opérer et ça ira, j'en suis sûre.

Elle ne croyait pas un traître mot de ce qu'elle racontait mais ça m'apaisait. Je faisais mine de l'écouter. L'important, à cet instant-là, était qu'elle contine de s'intéresser à moi, un pauvre mec de cinquante-cinq balais qui se déglinguait de partout...

Le professeur Fabiani, qui avait quitté la petite salle, est revenu dix minutes plus tard suivi d'une secrétaire.

– J'ai discuté de cette affaire avec vos médecins de la Croix-Saint-Simon, ils pensent comme moi que nous pourrions pratiquer l'opération dans une quinzaine de jours, disons le 25 juillet. Il faut bien que vous compreniez. Nous avons deux risques à gérer, celui de l'infection, mais je pense que d'ici là le traitement antibiotique aura fait du chemin. Pour le risque de l'accident cardiaque cérébral, on va croiser les doigts pendant quelques jours mais ça devrait aller... Je vais vous laisser avec mon assistante, qui va préparer toutes les formalités.

Elle pouvait bien préparer ce qu'elle voulait, l'assistante. Je m'en foutais complètement.

– Bon, monsieur Sylvestre, vous serez admis dans la partie des lits privés du professeur Fabiani.

– Très bien, c'est quoi les lits privés ? Nous sommes dans un hôpital public...

– Dans tous les hôpitaux les chefs de service ont le droit de gérer des patients à titre privatif. Je ne devrais pas vous expliquer cela, mais les patients qui viennent dans la partie privée sont très souvent des étrangers assez riches ou des patients comme vous qui possédez une supermutuelle, parce que c'est un peu plus cher.

– Mais quels sont les avantages ? demandai-je de façon mécanique, car au fond tout cela m'était égal.

– Les avantages, c'est que vous n'attendez pas, que les médecins vont être plus attentifs, qu'il y a plus d'espace, mais sur le fond vous avez raison, il n'y a pas de différence thérapeutique. Vous aurez une chambre pour vous seul, désirez-vous un lit d'appoint pour votre femme ?

Ma femme, oui, au fait, qu'est-ce qu'elle était devenue ? Elle ne savait même pas que je venais en consultation de cardiologie... J'avais appris qu'elle était partie en vacances au Maroc. Alors, un lit d'appoint, à quoi bon ?

C'est Lee qui gérait ce type d'intendance, et qui a demandé le lit. Au cas où.

– Je vais résumer très vite tout ce qui vous concerne...

Je tombais des nues, je ne savais pas où l'assistante voulait en venir, elle m'épuisait.

– Êtes-vous d'accord pour être opéré dans les conditions et aux dates qui vous ont été indiquées ?

Incroyable, il fallait que je signe un document qui finalement signifiait que j'étais d'accord avec cette opération, que j'avais pris ma décision en toute connaissance de cause. Bien sûr que j'allais signer. J'aurais signé n'importe quoi.

J'avais le choix entre accepter ce charcutage de la dernière chance et subir une attaque cérébrale dans les trois mois. Le choix entre le risque de la mort subite sur une table d'opération et la certitude d'une mort lente dans un fauteuil de handicapé.

– Qu'ils fassent ce qu'ils veulent. Faites ce que vous voulez... Tout cela sera inutile.

J'ai demandé son avis à Lee. À quoi ça servait ?

– C'est la règle, les médecins demandent toujours par écrit l'autorisation d'opérer. Pour se couvrir en cas d'accident.

– C'est gai ! Tu veux dire qu'ils ne veulent pas être tenus pour responsables si je crève...

– Parle moins fort, je t'assure, ils font leur travail...

Parler moins fort, il n'en était pas question, ça me faisait du bien. Si j'avais pu gueuler, je l'aurais fait.

– Si je ne signe pas, qu'est-ce qui se passe, mademoiselle ?

L'assistante, qui avait rempli tous les formulaires, me regarda avec ses grands yeux noirs et, d'un ton très calme, me répondit :

– Si vous ne signez pas, vous ne serez pas opéré, mais alors avant de sortir d'ici, vous devrez signer un document qui décharge les services de l'hôpital de toute responsabilité. Je crois que le professeur Fabiani vous a expliqué les risques que vous encouriez, il pense qu'il n'y a pas d'autre solution.

Il n'y avait pas d'autre solution...

– Bien sûr je signe, de toutes les façons, je ne m'en sortirai pas. Je suis fini.

– Taisez-vous, coupa-t-elle, je vous jure que vous allez gagner. Nous allons tous gagner, vous vous rendez compte, ce pessimisme alors que tout le monde se mobilise autour de vous... Soyez raisonnable...

– Raisonnable, mais rien n'est raisonnable...

Mon comportement était une fois de plus ridicule et puéril, mais je n'y pouvais rien.

J'hésitais entre l'envie de lui casser la figure parce qu'elle m'énervait à tout prévoir, tout organiser, ce qui me paraissait totalement dérisoire, et me casser la gueule à moi tellement je me sentais nul de réagir ainsi...

– Je vous reverrai la semaine prochaine. Le

professeur Fabiani a fixé la date de l'opération au 25 juillet, c'est un jeudi. Vous arriverez à l'hôpital la veille, avec vos affaires. J'imagine que vous viendrez de la Croix-Saint-Simon en ambulance. Tout sera réglé pour vous. Vous verrez, on vous expliquera tout ce qui se passera.

Elle continuait à tout planifier et elle avait raison. Elle aurait pu travailler chez un tour-opérateur spécialisé dans le troisième âge : « Mon petit monsieur, ne vous inquiétez pas, on viendra vous chercher chez vous, nous vous conduirons à l'aéroport et deux heures plus tard vous serez à Venise... Tout est compris dans le forfait, le voyage, l'hôtel trois étoiles, et les visites de musées. »

La seule différence est que les agences de voyages dispensent leurs clients de la douleur et leur prennent une assurance tous risques.

Une fois de plus, elle pouvait me raconter ce qu'elle voulait, ça n'avait aucune importance. J'étais tétanisé. Elle m'a apporté quelques papiers dans une enveloppe que je devais remettre à l'équipe médicale de la Croix-Saint-Simon.

Lee n'avait pas dit grand-chose. Elle était aussi crispée que moi. Elle m'a accompagné jusqu'à l'ambulance. Elle devait prévenir Marie, mais je me doutais qu'elle n'allait rien oser lui dire et c'était peut-être mieux comme cela.

Allongé dans l'ambulance avec mes perfusions suspendues, je traversai Paris dans l'autre sens. Je quittais cette usine de la santé ultramoderne pour regagner mon havre de paix au bout du bout du XXe arrondissement. J'étais content d'y retourner.

J'étais venu ici pour une visite de routine et tout basculait. Je rentrais avec la certitude encore inavouée que je ne m'en sortirais pas.

XII

Un 14 Juillet pas comme les autres

J plus quatorze. Un dimanche. Un 14 Juillet. Si Zina n'avait pas branché la télévision dès huit heures le matin, je n'aurais même pas su que c'était le jour de la fête nationale. Avec le traditionnel défilé militaire sur les Champs-Élysées, une garden-party gigantesque dans les jardins de la présidence et une apparition assez longue du Président à la télévision. Abruti par la morphine et les médicaments, je n'avais pas réalisé que les commentaires de Jean-Claude Narcy et Charles Villeneuve marquaient le début d'une journée marathon pour les journalistes.

En temps normal, cette journée m'aurait passionné comme tous les ans. Le défilé militaire m'intéressait, la réception était une source inépuisable de potins et, surtout, l'interview du Président donnait matière à des commentaires importants.

La presse adore ce spectacle, car elle y trouve

matière à exégèses à un moment où l'information se fait plus rare. La classe politique jubile en décodant les sous-entendus. Jacques Chirac lui-même se délecte en distribuant à ses ministres bons et mauvais points. Il sait aussi qu'il va donner le ton dans les différents cercles du pouvoir. À Ramatuelle, dans les parcs de Saint-Tropez, sur les collines du Luberon, dans les marais de l'île de Ré, à La Baule ou sur le Bassin, à Deauville ou à Spérone, en Corse. Bref, dans tous les lieux de villégiature des gens d'influence ou d'argent.

Après avoir suivi cet entretien, d'habitude je me fondais parmi les cinq à six mille invités qui transforment le parc de l'Élysée en jardin des vanités. Pour rien au monde je n'aurais manqué cette journée à l'issue de laquelle je partais en vacances dans le Midi, sur le Bassin, à La Baule, ou en Normandie. Bref, là où vont les autres...

Je ne crois donc jamais avoir failli à ces rituels du 14 Juillet dans toute ma carrière. Mes premiers 14 Juillet m'avaient permis de serrer la main de Valéry Giscard d'Estaing. Ce devait être en 1978 ou 1979. À partir de 1981, j'ai assisté aux quatorze fêtes nationales des deux septennats de François Mitterrand. Ensuite, je suis évidemment allé au 14 Juillet des sept premières années de Jacques Chirac. On entrait à présent dans le deuxième mandat.

Au total j'avais dû participer à vingt-deux 14 Juillet, vingt-deux garden-parties... dont presque la moitié en période de cohabitation, ce qui mettait certainement beaucoup de piment dans la vie politique, et par conséquent de sel dans la garden-party officielle. En période de cohabitation, la manifestation prend en effet une couleur particulière et sent la poudre des règlements de comptes politiques. Ça tire dans tous les coins des buffets champêtres et ces feux d'artifice sont forcément dangereux pour la réputation des uns ou la carrière des autres.

Ce 14 Juillet-là, pourtant ces habitudes ne me manquaient pas. Pire, je les trouvais désormais stupides. Au fond de ce lit, je me demandais comment j'avais pu m'y soumettre avec autant de plaisir.

En fait, quand tout va bien, le jeu est amusant. Quand tout va mal, il apparaît dérisoire. Ce matin-là je ne ressentais aucunement l'envie d'y aller, et surtout aucune frustration de ne pas y être. Ça tombait bien, me dira beaucoup plus tard ma fille, Marie :

– Parce que de toute façon on ne t'aurait pas laissé y aller.

Très drôle !

Depuis l'aube, j'étais allongé sur le dos, le bras droit immobilisé par la perf que Prosper avait repiquée dans la nuit sur ma main, ce qui n'était pas confortable. Quant au bras gauche, il était toujours paralysé par la douleur.

Les yeux ouverts, je ne pensais à rien. J'ai cru pendant longtemps qu'il n'était pas possible de ne penser à rien. Un prof de philo m'avait expliqué que le cerveau ne s'arrêtait jamais de fonctionner. Cette affirmation, pourtant corroborée par des travaux très sérieux de je ne sais quel savant, m'avait plongé dans une hilarité sans fin. Je connaissais des individus dont le cerveau ne devait pas fonctionner très souvent. Le même prof m'avait précisé que si j'avais l'impression de ne penser à rien c'est que je ne me souvenais plus de ce à quoi j'avais pensé.

Donc, j'étais capable de rester des heures le regard vide. Sans garder la moindre trace de la plus petite idée ou impression qui aurait pu me traverser l'esprit.

Depuis que j'étais rentré de cette consultation maudite à Pompidou, c'est-à-dire depuis trois jours, tout allait de mal en pis. Mon ordinateur cérébral n'imprimait plus rien. Mes neurones se nouaient, et mon disque dur tournait dans le vide. Les conclusions de la consultation et la perspective d'aller me faire opérer la semaine suivante m'avaient cassé. Je ne parlais plus. Je n'entendais plus. Je ne pensais plus. Je pleurais, je me vidais. La tête. Le corps.

C'était clair. Précis. J'avais acquis la conviction que je ne m'en sortirais pas vivant. Peu à peu je construisais le pressentiment que je ne pourrais pas me réveiller à l'issue de l'opération. Je le construisais vraiment parce que je n'avais pas d'éléments objectifs pour l'étayer. Le moment où les anesthésistes m'endormiraient pour partir au bloc opératoire serait donc mon dernier instant de vie et de lucidité. Je me préparais à partir. J'avais onze jours devant moi.

Tant que je n'avais que les bacilles à combattre, j'avais gardé espoir en dépit des douleurs persistantes dans le bras et l'épaule gauches. Mais j'avais imaginé le bout du tunnel. Cette lutte contre les staphylocoques relevait d'une guerre de position assez classique, comme disent les militaires, dont l'issue dépend des forces en présence. Les forces antibiotiques qui avaient été lancées dans la bataille étaient massives. Du coup, je sentais que tout le personnel soignant était moins tendu.

Mais à la minute où on m'a expliqué que j'avais une tumeur à l'aorte, à cette minute-là, j'ai commencé à m'organiser mentalement pour quitter la vie. C'est con mais c'est comme ça.

En cette matinée du 14 juillet, Zina ne savait plus quoi faire pour m'empêcher de sombrer entièrement. Mon regard noyé de larmes l'effrayait.

– C'est dimanche aujourd'hui, vous n'aurez pas les soins habituels, on va prendre la température, la tension artérielle, le pouls, et je vais vous aider à faire votre toilette... Je vais vous habiller en dimanche.

Le dimanche, ce n'est pas si calme en général. Il y a beaucoup de visites, les familles qui viennent de province et les enfants qui déboulent dans les couloirs.

– Mais aujourd'hui, me dit Zina, ça sent les vacances. En plus, il fait un temps, vous avez vu ce soleil sur les Champs, pour le défilé. C'est splendide !

Zina parlait, parlait.

– Vous savez que depuis trente ans que je travaille à Paris je ne suis jamais allée voir le défilé ? Ce serait mon rêve... Vous qui avez assisté à tout cela, c'est comment ? Et la garden-party, y a plein de vedettes ? Racontez-moi ! Vous ne dites rien.

Je n'avais rien à dire.

Un peu avant midi, mon portable m'a sorti de cette espèce de torpeur morphinée.

– C'est Patrick ! Comment vas-tu ? Tu nous manques. On fait Chirac dans une petite heure et je pensais à toi parce que d'habitude tu m'aides...

Oui, d'habitude je l'aide. Patrick Poivre d'Arvor n'avait pourtant besoin de rien.

– Ça ne va pas être évident cette année, je suis bloqué dans les embouteillages, j'espère que tu ne m'en voudras pas.

– Écoute-moi bien, je pense que ça va aller, on s'est renseignés avec Étienne [Mougeotte], Patrick [Le Lay], on en a parlé ici avec Robert Namias aussi, il connaît toutes ces équipes médicales. C'est très chiant ce que tu as mais tu vas t'en sortir... Tu as les meilleurs médecins de ce pays... On a vérifié, tu es dans d'excellentes mains... Ils sont tous auprès de toi... Je t'assure, je te le garantis... Tu ne pouvais pas tomber mieux...

PPDA était d'une attention affective. Il pouvait être d'une dureté extrême quand il était question de son job, comme d'une grande générosité avec ceux en qui il avait confiance. Je faisais partie de cette petite bande de journalistes en qui il avait confiance. Chaque fois que j'ai eu besoin d'un appui, d'un conseil ou d'une écoute, il s'est trouvé là avant même souvent que je lui demande quoi que ce soit. Peut-être parce qu'il en a beaucoup bavé lui-même.

– Bon, tu vas regarder l'émission et on s'appelle aussitôt après pour que tu me dises ce que tu en penses !

Il savait que le programme n'aurait aucun intérêt pour moi, mais il voulait m'obliger à penser à autre chose.

Je n'ai pas appelé après l'émission. Je m'étais endormi. Le programme ne m'intéressait pas. J'ai composé son numéro en fin d'après-midi pour le remercier de son attention et le féliciter. J'ai laissé un message. J'étais de plus en plus las.

Contrairement à ce que pensait Zina, je n'attendais pas de visites ce jour-là. J'avais suggéré à ma fille de partir en week-end en Bretagne avec des copains. Elle était épuisée. Et la plupart de mes amis étaient partis en vacances.

Quant à ma femme, Lolo... J'avais demandé à l'une de ses copines de l'informer pour l'intervention chirurgicale. Qu'elle sache que j'aurais bien aimé lui parler avant d'être opéré ! Je n'ai reçu aucune réponse.

Convaincu, désormais, que mon voyage s'arrêterait à Pompidou la semaine suivante, je commençais à avoir l'envie de la voir une dernière fois. De lui parler. Mais que lui dire, au juste ? La question ne se posait pas. Je n'avais pas de nouvelles.

Seule visite probable, Lee, qui m'avait promis de venir passer l'après-midi à la Croix-Saint-Simon avec une surprise. Je m'attendais à tout. Elle pouvait tout aussi bien avoir acheté de nouvelles fringues qu'avoir adopté un chien. Elle pouvait débarquer en rollers ou en maillot de bain. Rien ne la gênait.

Quand Lee est arrivée à la Croix au milieu de l'après-midi, elle n'avait pas un seul paquet dans les bras.

– Eh oui, mon coco, je te signale qu'on est dimanche et que les magasins sont fermés, enfin ceux où j'ai l'habitude d'aller, dit-elle comme pour s'excuser d'être venue les mains vides.

Elle me faisait rire. Elle était bien la seule à me faire rire. Les médecins ne plaisantaient jamais devant moi. Pour eux, j'étais un objet d'étude. Une bête curieuse dont ils étaient assez fiers et qu'ils venaient visiter matin et soir. Ils avaient quelques raisons d'être fiers et attentifs. Ils m'avaient sauvé la vie deux fois : la première en découvrant très vite une infection articulaire de type septicémique ; la deuxième en commandant cet examen du cœur qui allait me conduire en salle d'opération. Ils pouvaient être contents mais n'avaient aucune raison d'être drôles.

Parmi les visiteurs réguliers, Zina savait trouver les mots pour me réconforter. Depuis le début, elle ne m'a jamais raconté d'histoires. Elle a toujours su m'expliquer la réalité.

Prosper, l'infirmier de nuit, n'avait pas compris ce qu'on avait découvert ni pourquoi je devais subir une opération à cœur ouvert.

Personne n'avait très bien saisi ce qui se passait. Tout le monde savait qu'on ne rigolait plus. Moi le premier.

Autre visiteur régulier, Sophie, la kiné. Trente ans, blonde et Bretonne de Redon. Ma mère était originaire de Sainte-Marie, un tout petit village près de Redon, à deux pas de La Gacilly, un autre village, devenu célèbre grâce à Yves Rocher. Je connaissais bien cette région à l'embouchure de la Vilaine. Enfant, j'y étais venu très souvent.

Entre le pays breton, les marais salants et les galettes de sarrasin, les sujets de conversation ne manquaient pas avec Sophie qui passait deux heures de son temps avec moi chaque jour à me manipuler le bras et l'épaule. Le problème c'est que Sophie et sa bande ne travaillaient pas le week-end. Dommage.

Si Lee avait une surprise, elle l'avait bien cachée. Elle ne la portait pas sur elle. Ce mystère m'intriguait.

– Alors c'est quoi ? Laisse-moi deviner ! La surprise c'est que tu n'as pas de culotte...

– Tu es vraiment un obsédé ! Je n'ai jamais de culotte. Donc ce ne serait pas une surprise !

– Alors, c'est quoi ?

– C'est quoi ? C'est quoi ?... C'est qu'on va

sortir, j'en ai parlé à l'infirmière hier, elle m'a dit que c'était possible... Mais, je te préviens, ça va être sportif. Toute une expédition.

– Non, mais je ne suis pas d'accord, c'est trop compliqué, je n'ai aucune force... On fera ça un autre jour.

– Plus tard, il sera trop tard puisque tu n'arrêtes pas de me répéter que tu ne vas pas t'en sortir.

Lee était chiante d'avoir raison. Toujours. Quelque part j'admirais sa détermination à ne jamais se satisfaire d'une situation, j'enviais sa façon de forcer le destin.

– Quand on veut, on peut, disait-elle souvent.

Lee avait décidé que nous allions sortir. Il était hors de question que je m'y oppose. Elle a donc demandé une perche à roulettes pour y suspendre les trois réservoirs de la perfusion : le glucose et les deux antibiotiques qui coulaient en permanence dans mes veines. Elle m'a fait asseoir sur le bord du lit, pour m'aider à enfiler un pantalon de toile qu'elle m'avait apporté dans la semaine. Elle m'a proposé de mettre une chemise propre, ce qui a nécessité une gymnastique particulière.

Ensuite, elle a attaché les lacets de mes tennis.

– Tu ne veux pas que je mette une cravate, par hasard ?

– Tu redeviens drôle.

– Drôle, mais désespéré... Je pense que tout ce que nous faisons là ne sert à rien.

J'étais fin prêt pour le décollage et je faisais tout

pour en retarder l'heure. Il fallait me lever sur les deux jambes, tenir debout, puis commencer à marcher. Le couloir, puis l'ascenseur. Je devais ressembler à un convoi exceptionnel. Je marchais, ou plutôt je me traînais, accroché à ma perche.

J'avançais en territoire inconnu. Je ne connaissais pas l'hôpital. J'y étais arrivé en pleine nuit, directement aux urgences, et depuis j'étais resté dans ma chambre. Chaque fois que j'en étais sorti, c'était couché sur un brancard. Je ne voyais donc que le plafond des ascenseurs, celui des couloirs et des salles d'examen où on me conduisait chaque jour.

La balade dont Lee avait pris l'initiative a très vite tourné au supplice. J'étais très faible. Tout me faisait peur.

Je découvrais le hall d'entrée de la Croix-Saint-Simon, l'accueil, le petit kiosque à journaux qui servait aussi de bazar et où on trouvait ce qu'il fallait pour dépanner. Du fil à coudre, des rasoirs jetables ou du papier à lettres.

– Ah, monsieur Sylvestre, je savais que vous étiez là. Je suis montée un jour, pour vous demander si vous vouliez des journaux, mais vous dormiez... Comment ça va ? Vous avez une bonne tête. C'est bien vous.

Danielle tenait ce petit kiosque à journaux qui n'en était pas un. Son vrai travail était hôtesse. Elle renseignait les visiteurs et les patients qui venaient à la consultation. Elle les orientait. Elle m'a expliqué qu'elle s'était mise à rendre quantité de petits services pour les malades ou leur famille. Elle allait acheter les journaux pour ceux qui les lui commandaient. Elle récupérait les journaux de la veille ou les vieux magazines pour les donner à ceux qui n'avaient pas les moyens. Elle savait tout sur tout le monde.

Elle m'avait expliqué qu'un malade qui arrive reçoit toujours beaucoup de visites les premiers jours, puis au fur et à mesure que le séjour se prolonge les visites s'espacent. Au bout de quelques mois il n'est pas rare de voir des malades complètement abandonnés.

À mon étage, il y en avait un comme cela qui n'arrêtait pas de pousser des cris et des gémissements. Quand la porte de ma chambre restait ouverte, je l'entendais très distinctement. J'avais demandé à plusieurs infirmières ce qu'il avait, mais personne ne m'avait répondu précisément, jusqu'au jour où le professeur Jean-Marc Ziza m'expliqua qu'il n'était pas malade, qu'il était simplement vieux et étranger. Algérien, plus précisément.

Ses enfants étaient français, nés en France, mais ils ne pouvaient pas s'en occuper ou alors ils ne le voulaient plus. Un jour de février, ils l'avaient donc assis dans le hall de l'hôpital avec une lettre et des papiers d'identité dans la main, et puis ils avaient disparu. C'est Danielle qui l'avait trouvé là et qui s'en était inquiétée.

Depuis six mois, ce vieux monsieur délirait. Il n'avait plus ni visites ni nouvelles de qui que ce soit.

L'équipe médicale n'avait pas pu se résoudre à le mettre dehors, à la rue.

Le chef du service de rhumatologie m'avait expliqué qu'il s'arrangeait toujours pour garder quelques lits destinés aux gens du quartier en cas de coup dur ou d'urgence sociale. Et ça ne manquait pas, dans le coin.

L'hôpital restait un lieu de compassion dans la mesure de ses moyens.

La petite dame des journaux y participait à sa façon. Un jour qu'elle m'avait apporté des hebdomadaires, je lui avais dit qu'elle était extrêmement aimable mais qu'elle n'était pas obligée de monter.

– Vous savez, un jour, l'administration de l'hôpital m'a avertie que je n'avais pas le droit de faire ce que je faisais. Mon travail, c'était d'être hôtesse, agent de renseignements. J'en ai pleuré, monsieur Sylvestre. Je ne servais plus à rien. Vous comprenez... J'en ai pas dormi. L'administrateur a changé et le nouveau me laisse faire... Alors quand vous me dites de ne pas monter, c'est pareil. Je me vois mal passer ma vie derrière ce comptoir à répondre aux demandes de renseignements...

Cette fois, c'est moi qui étais descendu.

– Je suis contente de vous voir marchoter comme cela. Je sais que vous allez partir vous faire opérer. Je suis au courant de tout. Alors à Pompidou, vous allez voir c'est très grand, très moderne... J'ai une copine qui travaille au restaurant. Je lui ai dit que vous alliez là-bas. C'est bien aussi, vous verrez...

Le hall d'accueil de la Croix-Saint-Simon ouvrait sur un petit jardin enclos de grands murs et traversé par une allée qui permettait aux ambulances de venir déposer leurs malades. C'est par là que j'avais dû arriver à l'hôpital la nuit de mon admission en urgence.

J'avais réussi à franchir deux marches qui descendaient sur cette allée bordée d'un gazon déjà sec et d'un massif de fleurs rouges. Des azalées, aurait précisé ma mère qui aimait ces plantes parce qu'elles restaient fleuries pratiquement tout l'été.

Je me suis senti éperdu d'admiration devant ce gazon misérable et ces quelques fleurs qui luttaient contre la sécheresse. J'avais complètement oublié l'existence du gazon. Sa couleur. Son odeur. Les fleurs en pleine terre aussi.

– Tu crois qu'on pourrait s'asseoir sur l'herbe ?

Lee n'en était pas convaincue.

– S'asseoir oui, mais après, il faudra te relever, je serai obligée d'appeler une grue. Non, il y a trop de poussière, ce n'est pas très propre... Ça va ? Tu es fatigué ? On va aller jusqu'au portail d'entrée.

Lee me traitait comme un petit vieux. Elle faisait très attention. Pas de mouvements brusques, ni de paroles trop fortes. En temps normal je n'aurais pas supporté un quart de seconde ce comportement d'assistance ni cette posture d'assisté où je me retrouvais... mais ce jour-là j'en étais finalement assez heureux. Mieux, je veillais à ce que Lee reste littéralement collée à moi. Dès qu'elle s'écartait un peu, je prenais peur. D'autant qu'en approchant du portail d'accès j'ai commencé à percevoir les bruits de la ville, la circulation, les klaxons, les cris, les rires.

Sur le trottoir de la rue d'Avron, à hauteur du 125, j'ai été pris d'une espèce de tremblement, de la tête aux pieds. J'étais comme un obstacle sur ce trottoir. Objet de curiosité, j'empêchais aussi les passants d'avancer, avec cette chemise mal boutonnée pour pouvoir laisser passer les perfusions, ce pantalon trop grand qui me tombait sur les hanches, cette perche à laquelle étaient suspendus les flacons d'antibios. Lee dominait l'ensemble. J'admets que nous formions un équipage assez hétéroclite.

Mes visiteurs m'avaient souvent raconté le pittoresque local, mais je n'en avais pas pris la mesure. Dans ce quartier musulman, dimanche était un jour comme les autres. Les magasins, les bazars, les drogueries, les *phone shops*, les tailleurs avec leurs tissus au mètre, les épiceries arabes, les pâtisseries orientales, les boucheries halal, les restaurants, tout était ouvert.

Je n'étais qu'à cinquante mètres du portail de l'hôpital et j'étais complètement paniqué. Coincé entre un magasin casher et une boucherie royale qui vendait des produits du Maroc.

On aurait pu s'arrêter prendre un verre dans un bar qui servait des spécialités turques, mais je n'avais pas la force de faire un pas de plus.

– Il faudrait qu'on rentre, maintenant. J'ai un peu la trouille.

– La trouille de quoi ? Les gens sont très gentils.

Elle avait une fois de plus raison. J'étais surtout extrêmement fatigué.

Lee ne se fit pas prier. Le couple hétéroclite que nous formions ne passait pas inaperçu. Elle a pensé, comme moi, qu'il valait mieux rentrer. Si nous avions prolongé cette balade, on aurait pu nous prendre pour deux fous évadés d'un asile. Sans compter que nous étions sortis de l'enceinte de l'hôpital sans signer la traditionnelle décharge de responsabilité.

Quand je suis remonté dans ma chambre, j'étais vidé, mais content d'avoir transgressé ainsi les habitudes locales. Notre périple avait duré trente-cinq minutes, dont la moitié à papoter avec ma copine des journaux. Il avait été si riche en sensations qu'il m'avait semblé durer une éternité.

– Finalement, c'est bien d'avoir fait ça !

Je ne savais pas quoi faire pour remercier Lee. Je regardais en silence ses cheveux, sa nuque, ses longues jambes. Elle était jolie.

Assise sur une chaise, elle avait allongé ses jambes sur le lit. Elle s'était bien aperçue que je pensais à sa peau, mais cette pensée ne provoquait aucun effet chez moi.

Elle s'est rapprochée du lit. Ses jambes ont glissé sur les miennes et du coup relevé sa jupe jusqu'à me permettre d'apercevoir ses cuisses.

– Tiens, regarde, donne-moi ta main.

Elle s'est mise debout à droite du lit, elle a pris doucement ma main sur laquelle les perfusions étaient branchées et l'a conduite jusqu'à sa cuisse gauche que j'ai commencé à caresser. Puis elle s'est retournée pour que je puisse glisser dans l'entre-jambe. C'était chaud et déjà humide. Avec les tuyaux de perf, je n'avais pas beaucoup de marge de manœuvre, elle s'est retournée pour que je sente...

– Il faut qu'on arrête, quelqu'un peut entrer.

– Ça te fait du bien ?

En disant cela elle s'est penchée sur le lit et a passé sa main sur le drap à la hauteur du bas-ventre pour vérifier si j'avais commencé à bander. C'était plutôt modeste. Je n'avais pas spécialement de désir sexuel. Je n'en avais d'ailleurs pas eu depuis que j'étais arrivé. La douleur, les médocs ou la morphine ? J'avais seulement l'envie d'avoir envie.

Lee a glissé sa main droite sous le drap, puis sous mon caleçon. Ainsi je pouvais lui caresser les fesses et accéder à son sexe complètement inondé.

C'était assez excitant même si elle et moi savions que nous n'irions pas très loin. Moi surtout. Je n'en avais pas la force.

Mais dans la pénombre de la chambre d'hôpital dont les stores avaient été baissés pour nous protéger de la chaleur, ces caresses profondes, toute cette douceur interdite, avaient quelque chose de magique.

Pendant une heure environ ce jour-là, le 14 juillet,

j'ai complètement oublié la douleur de mon bras gauche, l'inconfort d'une perfusion et l'angoisse de cette tumeur que l'on devait aller m'arracher dans le cœur.

XIII

De toute façon, j'étais foutu

J plus vingt. Le temps qui me restait avant l'opération était court, mais curieusement les jours me semblaient longs. De plus en plus longs. Quatre jours.

Les médecins de la Croix-Saint-Simon continuaient la guerre contre les armées de germes qui avaient envahi mon épaule gauche.

Je me préparais à l'échéance ultime. Sereinement. Minutieusement. Presque cyniquement. J'avais beau me raisonner, ressasser les statistiques d'accidents opératoires, vérifier que la probabilité d'y rester était très très faible, rien n'y faisait.

Mon comportement était devenu curieusement schizophrénique. D'un côté, je respectais passivement les traitements. Je continuais les analyses, les radios, les scanners. Je supportais sans broncher les toilettes succinctes, les séances de kiné, les antibiotiques, les perfs qui se bouchaient, les veines qui explosaient de plus en plus fréquemment. Sans oublier les petits Lu et le jambon-purée. Le tout parfumé à la Bétadine.

À tous ceux qui venaient me voir, j'essayais d'imposer l'image d'un homme complètement engagé dans une bataille dont il ressortirait forcément vainqueur. Je donnais le change. En réalité, j'étais pétrifié de trouille. Je ne croyais pas une seconde en ma capacité de me redresser. Cette opération à cœur ouvert signifiait pour moi que j'étais irrémédiablement condamné. Je me disais : « Ils essaient cette chirurgie mais ils n'y croient pas eux-mêmes. » J'allais peut-être guérir de mon infection, mais je mourrais à coup sûr des traitements et des recherches qu'on m'infligeait.

Formidable projet. J'allais mourir guéri. Le rêve de tous les rats de laboratoire. De tous les savants. Un rêve qui me plongeait dans la plus grande des résignations, ou suscitait chez moi des accès de colère. Ou je frimais, ou je m'effondrais. Ou je dormais, ou je gueulais tout seul sous mon drap.

J'ai cru à un moment que je devenais définitivement très con. Ayant conscience de cette mutation violente vers la bêtise, je me suis dit aussi que je ne devais pas être totalement irrécupérable.

Le choc, ce jour-là, est venu d'un petit grattouillis à la porte de ma chambre. Vers onze heures trente, j'ai entendu frotter un peu comme les souris le font à la campagne la nuit. Et frotter encore. Bizarre. Les visites n'étaient pas autorisées le matin. Bizarre. D'ordinaire les visiteurs frappaient et entraient. Le couloir faisait un boucan d'enfer. Bruits de chariots et de vaisselle. Bribes de conversations.

– Ah c'est vous, Zina, qu'est-ce qui se passe ?

Zina était inhabituellement guillerette.

– Oui c'est moi, voilà, c'est moi ! On vous apporte à manger, me dit-elle en chantonnant et laissant une aide-soignante déposer le plateau.

« Et voilà, monsieur Sylvestre... Dans cet établissement somptueux où vous avez choisi de passer vos vacances d'été, le chef vous a préparé, pour commencer, un assortiment de poireaux, celui-ci vient du Périgord, celui-là d'Avignon et ce petit dernier c'est un prince de Bretagne. Ils ont été cuits à l'étuvée selon la méthode mise au point par Robuchon avec une sauce vinaigrette classique mais légère. Ensuite, vous pourrez déguster cette magnifique purée faite maison, pommes de terre de Noirmoutier écrasées avec ce jambon à l'os, façon Guy Savoy.

– Zina, qu'est-ce que c'est que ce numéro de claquettes, vous avez avalé des médicaments ?

– Non, mais j'en ai marre de vous entendre gémir chaque fois que je vous apporte à manger, alors je me suis dit qu'on pourrait peut-être faire un effort de présentation. Poireaux, jambon, purée, je comprends que vous en ayez par-dessus la casquette.

– Zina, ça n'a aucune importance, pourvu que les médecins fassent leur travail...

– Comment pouvez-vous en douter ? Ils font tout ce qu'ils peuvent…

– Je sais, Zina, mais j'ai tendance à penser que le corps humain, c'est comme une voiture. Quand il est en panne on devrait pouvoir le mettre au garage ! Vidange, graissage et hop, avec un bon garagiste. Pas trop cher.

– C'est un peu plus compliqué ; puis, tout dépend aussi des patients…

– Qu'est-ce que vous voulez dire ?

– Je veux dire qu'il ne faut pas que le patient se laisse abattre. Il y a des malades qui se battent plus que d'autres…

– Vous dites ça pour moi ?

– Je sais que vous n'avez pas un moral d'acier depuis cette visite à Pompidou. Mais il faut tenir. Rendez-vous compte des gens qui sont autour de vous. Savez-vous, monsieur Sylvestre, qu'il y a des malades ici à la Croix-Saint-Simon qui ne reçoivent jamais de visites ? Certains n'ont plus aucune famille, d'autres ont des enfants qui les ont oubliés. Vous, vous êtes gâté. Le nombre de gens qui vous aiment, c'est incroyable. Vous ne vous en rendez pas compte. C'est quand même fort de café. Je ne devrais pas vous le dire, mais vous exagérez.

– Oui, enfin, non, je ne le savais pas…

Je ne savais surtout pas quoi répondre.

– J'ai une surprise pour vous… Je vais la chercher.

Zina est sortie quelques minutes. Quand elle est revenue, elle était accompagnée d'un monsieur plutôt âgé, que dissimulait le contre-jour de la porte. Il s'est avancé, et j'ai reconnu mon père. Mon vieux père...

– Voilà, j'ai croisé ce monsieur qui errait dans les couloirs de l'hôpital, dit Zina. Normalement, pas de visites le matin, mais on a demandé une dérogation. D'ailleurs pour vous je ne compte plus les dérogations et les passe-droits...

Elle s'est alors tournée vers mon père :

– Je plaisante... Votre fils ici c'est une star... C'est le monsieur de la télévision qui nous a fait peur quand il est arrivé... on peut dire qu'il n'est pas passé très loin du trou. Maintenant, faut pas qu'il s'effondre. Il va se faire opérer, un simple problème de plomberie... Je vous laisse.

En partant, elle s'est adressée de nouveau à mon père :

– C'est vraiment votre fils, les yeux, la bouche... Si vous voulez que je vous aide à trouver un taxi, pour repartir, tout à l'heure, dites-le-moi.

J'avais parlé à mon père au téléphone plusieurs fois. Il était au courant de mes déboires depuis le début, car il avait été le premier à s'étonner de ne plus m'entendre le matin à la radio et surtout de ne plus me voir chaque jour, sur TF1 ou sur LCI.

À quatre-vingt-deux ans, il avait gardé bon pied, bon œil, mais il ne quittait plus guère sa maison de province. Deux ans qu'il n'était venu à Paris.

– Trop de bruit et d'agitation, prétextait-il constamment.

Ce jour-là, sans avertir qui que ce soit, il avait

donc décidé de monter dans le premier TGV du matin. Depuis la gare Montparnasse, il avait poursuivi le trajet en métro. Il avait traversé tout Paris, et débarqué dans mon îlot médical près du périphérique. Au total, quatre heures de voyage, en pleine chaleur. Il est arrivé dans ma chambre en nage, épuisé et assoiffé.

– Je suis content d'être venu jusque-là !

Était-il heureux de me voir ou satisfait d'avoir fait ce voyage dont il ne se pensait plus capable ?

Mon père, qui n'avait jamais été très démonstratif à l'égard de ses enfants, venait de faire un truc impossible. Il avait pris le train seul, alors qu'il ne s'y risquait jamais par peur de se perdre. Il venait de prendre le métro, chose qu'il n'avait pas dû faire depuis vingt ans... car il prétendait ne pas en comprendre le fonctionnement.

J'étais bouleversé.

– Pourquoi ? Fallait pas ! Tu es venu parce qu'on a dû te raconter que j'étais foutu.

– Je suis venu parce que j'avais envie de venir.

– Mais fallait prévenir, j'aurais envoyé une voiture à la gare, des copains seraient allés te chercher...

– Qu'est-ce que tu crois ? Tu me considères vraiment comme un vieillard. Je n'ai besoin de personne. Je suis parfaitement capable de prendre le train, de venir à Paris. Même si cette infirmière me traite comme un petit vieux, je marche et j'entends clair... Ce n'est pas moi qui suis malade...

– Ça c'est vrai !

Je ne pouvais plus dissimuler, c'était trop dur, il fallait que je lui dise la vérité. D'ailleurs, s'il avait parcouru autant de kilomètres c'est qu'il s'en doutait.

– Tu sais, je vais te le dire, j'en ai bavé, j'en bave, même avec la morphine, et puis maintenant, j'ai une cochonnerie dans le cœur... Alors tu es gentil d'être venu... Je voulais te le demander... Je voudrais que tu veilles sur les enfants... J'espère que l'un d'eux pourra s'occuper de *La Sourdière*. J'ai un peu d'argent pour eux. Alain est au courant de tout. Je lui ai écrit.

– Alain qui ?

– Le notaire. Il est venu ici.

– Tu es tombé sur la tête ou quoi ? Je me doutais que tu ne tournais pas rond.

– Écoute, laisse-moi terminer. Faut pas s'inquiéter pour moi. J'ai eu une très belle vie. J'ai fait ce que je voulais faire, mon métier, je l'ai fait correctement. Je n'ai pas su m'y prendre avec les mères de mes enfants, et elles ont souffert aussi avec moi. Je ne devais pas être très facile à vivre. J'aurais pu être plus prévenant, moins égoïste, plus brillant aussi. Je voudrais que tu dises aux enfants qu'ils ne s'inquiètent pas pour moi...

J'avais déjà réfléchi à ce que je devais lui dire. Tout se bousculait un peu dans ma tête.

Il s'était assis à côté du lit. Alors j'ai remarqué qu'il avait le teint gris. De plus en plus gris. Comme ma grand-mère, sa propre mère, qui avait tellement impressionné mon enfance, il ne parlait pas, il remuait les lèvres, l'air mécontent. Je pensais qu'il était triste par ma faute. Je me trompais. Il était en colère. Une colère froide. Retenue.

– Tout ce que tu dis, je l'enregistre. Pour les enfants, ne t'inquiète pas, me rassura-t-il d'un ton très calme.

Il avait parlé très doucement. Je pensais qu'il en avait terminé, je me trompais, il commençait tout juste.

– C'est un coup dur. Mais tu as aussi beaucoup de chance.

– Non, non, épargne-moi ce couplet ! Pas toi !

– Tu as les meilleurs médecins, tu es dans le meilleur hôpital spécialisé et tu ne te rends pas compte de cette chance-là.

– Je vais commencer à le savoir, que j'ai les meilleurs médecins... et que j'ai eu de la chance. En attendant, je suis ici en train de crever. J'ai perdu dix kilos.

– Oh, ça suffit ! Tu vas m'écouter, que tu le veuilles ou non ! Parce que tes médecins sont bons, ils ont découvert un dysfonctionnement cardiaque... Il est très rare de découvrir ce genre de tumeur. S'ils ne l'avaient pas trouvé, tu mourais ou tu risquais la paralysie d'ici six mois. Alors tu ne t'en tires pas si mal.

Pensait-il vraiment ce qu'il affirmait ? Peu importe. Qu'il l'ait dit m'avait fait du bien... lui qui n'avait jamais ou si peu parlé à ses enfants. Jamais ou si peu manifesté quelques sentiments. Par pudeur. Par timidité. Je mesurais l'effort qu'il venait de fournir.

– Tu n'as pas faim ?

– Un peu, mais...

– On va appeler. Sinon, je te propose des miettes de jambon, des traces de purée et un quartier de pomme. Que du premier choix !

– Bonjour, c'est pour débarrasser le plateau ?

Je ne connaissais pas cette aide-soignante. Comme elle était nouvelle, il est évident qu'elle allait m'envoyer promener.

– Vous venez d'arriver ?

– Je suis élève infirmière, deuxième année, je vais passer l'été ici, je viens de l'école d'à côté. Il y a une école d'infirmières attachée à la fondation Croix-Saint-Simon. Quand je vais annoncer à mes copines que vous êtes ici, et que je vous ai vu... c'est clair elles vont vouloir venir...

– Faut pas exagérer, je ne suis pas Jean-Pierre Foucault ou Arthur.

– Jean-Pierre Foucault, pas mon genre. Arthur, quand il veut, où il veut... Vous, ce n'est pas pareil, vous ne courez pas dans la même catégorie. Les gens vous aiment beaucoup. Mon frère dit toujours que vous êtes plus clair que ses profs. Il paraît qu'on comprend ce que vous dites. Moi, je n'ai jamais rien pigé à l'économie. Vous avez l'air sympathique. En attendant, ce n'est pas très drôle ce qui vous arrive.

– Si je vais mieux un jour, je vous donnerai des

cours particuliers en économie, mais pour l'instant je cours dans la catégorie des handicapés. Je suis dans l'antichambre...

– Bien, il va recommencer à se plaindre. Vous, au moins vous êtes fidèle à votre réputation ! Qu'est-ce qu'une petite élève infirmière comme moi peut faire pour le grand Jean-Marc Sylvestre abîmé de l'épaule et du cœur ?

– Moquez-vous de moi ! Vous pouvez trouver à manger pour mon père qui est là et qui n'ose pas descendre dans la rue ?

– Pourquoi ? Moi j'adore, c'est très sympa, et pas du tout craignos comme le croient les petits bourges qui viennent voir votre fils. Enfin passons. Pour manger, il aurait fallu prévenir la veille. Si vous prévenez la veille, vous avez un *room service* comme dans les hôtels chics.

Elle sortit, pour revenir accompagnée de Zina qui tenait une magnifique assiette de jambon-purée « à la royale » dit-elle, et d'ajouter :

– Je m'en suis doutée quand je vous ai vu. Je me suis dit : « Il va vouloir manger. » Donc je vous ai gardé quelque chose.

– Ils sont vraiment bien, commenta mon père. Quand je suis allé à l'hôpital, les personnels n'étaient pas aussi aimables... C'est un hôpital privé... J'en suis sûr.

– Non, regarde ! Il y a des papiers de l'Assistance publique partout. Tout est pris en charge par la Sécurité sociale, je ne me suis occupé de rien...

– Encore heureux ! Je t'assure que tu es dans un hôpital privé et ça se voit.

Je l'ignorais. Je m'en foutais. Beaucoup plus tard, quand j'ai été tiré d'affaire, j'ai appris que mon père avait raison.

La Croix-Saint-Simon appartient à une fondation privée dont la gestion, le personnel sont complètement étrangers à l'Assistance publique. Les médecins sont salariés de cette fondation, mensualisés selon les contrats. Certains sont là à temps plein, comme le professeur Patrick Mamoudy, le chirurgien des articulations, le roi des prothèses de hanche. Il donne l'impression de régner sur l'hôpital qui lui doit pour une grande part sa réputation. L'homme, pourtant discret et secret, consulte et opère des patients qui viennent de la France entière. Sa notoriété dans les milieux médicaux est telle qu'il faut attendre trois mois pour obtenir un rendez-vous avec lui et quatre à cinq mois pour être opéré.

Patrick Mamoudy travaille pratiquement toute la semaine, même le samedi et le dimanche. Le seul jour de liberté qu'il s'octroie, c'est le mercredi. Ce jour-là, il se livre à sa passion secrète : l'automobile. Il a d'ailleurs investi dans un garage. Comme quoi, entre la chirurgie articulaire et la mécanique, il y a des coïncidences étroites.

Jean-Marc Ziza, le chef du service de rhumatologie, travaille à la Croix-Saint-Simon aux trois quarts de temps. En théorie. Il garde de l'espace pour recevoir quelques patients dans son cabinet privé du XVIe arrondissement. Sa vraie spécialité c'est la médecine générale. Il était interniste avant d'être rhumatologue. La rhumatologie l'avait conduit aux frontières de l'infectiologie et de la chirurgie orthopédique.

Avec Patrick Mamoudy ils forment l'une des meilleures équipes médicales françaises spécialisées dans le traitement des infections bactériennes, des maladies nosocomiales, des arthroses et dans la chirurgie articulaire.

Jean-Marc Ziza et Patrick Mamoudy avaient dénoncé les dysfonctionnements hygiéniques et par conséquent dangereux. Ils avaient découvert la bactérie qui avait causé la mort de plusieurs malades et mis au point le protocole d'antibiotiques correspondant. Depuis ils ont su attirer près d'eux les meilleurs infectiologues, les meilleurs pharmaciens spécialistes dans la recherche sur les antibiotiques.

Il faut aussi parler de Pascal Chazerain, ce médecin rhumatologue qui était de service le soir de mon arrivée. Il ne travaille à la Croix-Saint-Simon qu'à mi-temps. Pour le reste, il reçoit à son cabinet ou à l'Hôpital américain.

En additionnant les mi-temps ici pour les uns et les trois quarts de temps là-bas pour les autres, tous ces médecins en arrivent à travailler quinze heures par jour.

Ils sont donc salariés de cette fondation privée,

comme l'ensemble du personnel soignant, les aides-soignants et les administratifs.

La fondation est dirigée par un conseil de sponsors, pour la plupart grands capitaines d'industrie, qui veulent rester discrets dans leur engagement mais parmi lesquels on découvre Jérôme Bédier, le président de la grande distribution, Gérard Brémond, le fondateur de Pierre & Vacances, Claude Bébéar, le président d'Axa, ou Antoinette Seillière, la femme du président du Medef. Que du beau monde, qui ne demande pas que l'hôpital gagne de l'argent mais qui revendique l'exercice d'une certaine éthique dans la pratique médicale, et qui exige simplement que l'hôpital équilibre ses comptes. Pas de profits, mais pas de pertes. Évidemment. L'hôpital doit se débrouiller pour terminer le mois sans faire appel à l'État. Impossible de laisser creuser un déficit de trésorerie comme à l'hôpital public.

Les rentrées d'argent correspondent aux remboursements de la Sécurité sociale. Principe de base : par choix et par éthique, la fondation s'interdit de pratiquer des prix majorés comme dans beaucoup d'établissements privés. Elle aurait pu, à l'américaine, faire exploser ses tarifs et réserver ses chambres à une clientèle ultrariche ou blindée d'assurances privées. Elle aurait pu, sauf que la Croix-Saint-Simon est un établissement installé depuis des lustres dans ce quartier défavorisé et que, par culture, habitude et éthique, il s'est interdit ce genre de discrimination par l'argent.

L'hôpital de la Croix-Saint-Simon n'est donc pas plus cher à la journée que n'importe quel établissement public. Les malades, ou plutôt la Sécurité sociale et les mutuelles, paient aux environs de mille cinq cents euros la journée, et l'hôpital doit, avec cet argent, faire face à ses dépenses de fonctionnement, salaires, frais généraux, médicaments, investissement.

Son statut privé lui donne une liberté médicale totale mais l'empêche de quémander des subventions publiques pour combler ses déficits. La seule façon de tenir en équilibre est de serrer les coûts de gestion.

Ses contraintes de qualité se marient cependant mal avec les conséquences financières du respect de son éthique.

Exemple : les exigences de qualité ont poussé les médecins de la Croix-Saint-Simon à faire campagne contre les maladies nosocomiales que l'hôpital public continue d'ignorer superbement parce que cela remettrait en cause trop de positions acquises. Mais cette lutte contre les bactéries qui se développent à cause de la négligence de certains coûte extrêmement cher en médicaments et en analyses. Impossible d'obtenir des aides publiques, car les obtenir signifierait que la Sécurité sociale, l'administration et l'establishment reconnaissent l'existence de ces maladies, qu'ils ont toujours niée.

Le cas des prothèses de hanche est encore plus exemplaire de ces contradictions. Patrick Mamoudy a la réputation légitime d'être l'un des meilleurs chirurgiens de l'articulation. À ce titre, il est considéré aujourd'hui comme le champion de la prothèse de hanche. Ses prix sont ceux de la Sécurité sociale. Il opère vite et a très peu de complications postopératoires, essentiellement grâce à sa compétence en infectiologie.

La complication la plus fréquente d'une opération de la hanche est l'infection de la prothèse. Aussi curieux que cela puisse paraître, les staphylocoques peuvent s'attaquer à la prothèse et grignoter la matière synthétique. Or, il n'existe aucun remède, aucun antibiotique qui serait actif sur une prothèse en plastique. La seule solution est alors de ré-opérer, de nettoyer la prothèse infectée ou de la changer. La prothèse en elle-même coûte déjà de l'argent. Les complications, une fortune.

En opérant vite et sans difficultés postérieures, Patrick Mamoudy ne coûte pas cher à la Sécu. Le prix de revient des prothèses qu'il pose est l'un des moins chers d'Europe. Mais, revers de la médaille, il est souvent sollicité, il génère donc globalement des coûts importants pour la Sécu, alors qu'il lui fait faire des économies sur le long terme.

Moralité, si on suivait la logique Sécu, il faudrait opérer peu, pour faire des économies immédiates.

C'est sans doute vrai. Le médecin de l'hôpital public qui travaille peu parce qu'il n'est pas obligé de travailler coûtera beaucoup moins cher que celui qui travaille beaucoup, vite et bien. Le problème est que le travail qui n'est pas fait par l'un doit être fait par l'autre.

En gestion privée, la Croix-Saint-Simon parvient donc à offrir, au même prix que le public, un service médical qui est reconnu d'aussi bonne qualité que dans la plupart des autres établissements. La Pitié-Salpêtrière, qui dispose d'un service de rhumatologie aussi compétitif, reste déficitaire de façon structurelle. Elle n'a pourtant pas dans son cahier des charges plus d'obligations de service public ou de contraintes sociales que s'en est données la Croix-Saint-Simon.

Ce qui se passe à la Croix-Saint-Simon est une caricature des bienfaits et des dysfonctionnements du système français.

Les médecins hypercompétents jouissent d'une liberté d'investigations à peu près totale pour tous les patients qu'ils prennent sans discriminations de moyens, puisque tout est facturé au prix Sécu. Ils offrent donc une égalité de soins et d'accès aux soins. À condition d'y être admis. À condition qu'il y ait de la place. Tout est là.

La réputation de l'établissement est telle qu'il attire beaucoup plus de malades qu'il ne peut en traiter. L'hôpital de la Croix-Saint-Simon est submergé de demandes de consultation et d'admission. Il faut donc supporter des délais d'attente de plusieurs mois. Les prix ne montent pas comme dans les cliniques hyperchicos du VIIIe arrondissement, mais les files d'attente s'allongent. Phénomène magnifiquement expliqué et démontré par Henri Weber, trotskiste repenti, conseiller de Fabius et ami de beaucoup dans le petit monde de l'économie.

La conséquence est que les conditions de travail dans des établissements comme la Croix-Saint-Simon sont de plus en plus tendues. L'hôpital, fondation privée, doit constamment jouer entre la Sécu et les sponsors, qui ne peuvent pas intervenir à fonds perdus.

Le pire est que les médecins sont sollicités en permanence par des cliniques et des hôpitaux privés ou libres de pratiquer les prix qu'ils veulent, français ou étrangers, dans lesquels ils pourraient gagner trois ou quatre fois plus d'argent.

Sur le moment, ni mon père, ni moi n'avions la tête à ce type de raisonnement. Le fait de me voir installé dans un hôpital privé rassurait et réjouissait mon père. Pour moi, fervent défenseur du libéralisme de marché, chroniqueur libéral, cela aurait dû me satisfaire.

En juillet, j'ai découvert que j'allais entrer à Pompidou, service public, dans un secteur privé. Je n'avais strictement rien demandé. Je l'avais implicitement accepté et sollicité quand j'ai contre-signé les conditions de mon admission. Entre le secteur public et la partie privée du chirurgien, il n'y a pas de différence : les soins, les chambres, les repas, le personnel soignant sont les mêmes. Les médecins aussi. Du moins en théorie.

En grattant un peu, j'ai découvert que dans le secteur public, je n'aurais pas été opéré par le patron lui-même. Il m'aurait fallu, là encore, attendre. Sauf en cas d'extrême urgence, le délai pour être opéré du cœur dans l'un des deux grands services de chirurgie cardiaque à Paris est de trois à quatre mois.

En cas d'urgence, il faut payer le droit d'entrer dans le secteur privé de l'hôpital public ou se voir détourner vers un autre hôpital.

Cette urgence qui sauve une vie, mais une vie qui n'est pas immédiatement en danger, a un prix. Le prix pour être admis tout de suite (après avoir été chaudement recommandé), le prix pour être opéré par la star de la chirurgie en personne dépend du client.

En dehors du prix normé et réglé directement par la Sécu et les mutuelles, encaissé par l'hôpital, et qui comprend la chambre, les actes chirurgicaux, les consultations et les analyses de toutes sortes, le chirurgien qui opère dans le secteur privé va présenter une facture. Entre trois mille et sept mille six cents euros qu'il faut lui payer directement.

Cette facture de complément n'est évidemment pas prise en compte par la Sécu ni par les mutuelles. Ma chance a été que la complémentaire santé souscrite par TF1 prenne en charge ce type de risque.

Ce supplément pour traitement de faveur, service bon chic bon genre, n'est absolument pas clandestin. Il fait l'objet d'une facture d'honoraires légaux. Il est fixé très librement. Il varie en fonction de la notoriété du médecin, de la qualité du patient. Autant dire à la tête du client.

Voilà pourquoi les étrangers riches se bousculent à la porte du service de cardiologie de Pompidou. Ils sont prêts à se payer à prix d'or le dernier pontage à la mode réalisé dans les ateliers de l'Assistance publique.

Une partie de cet argent perçu directement par le chirurgien est reversé à hôpital et aux collaborateurs directs du chirurgien, notamment l'anesthésiste.

Cette pratique a évidemment quelque chose de choquant. Elle existe depuis de nombreuses années. C'est Bernard Debré, quand il était ministre de la Santé, qui l'a tolérée et codifiée. Comme souvent, les pratiques administratives s'appuient sur des montagnes de cynisme et d'hypocrisie qui dissimulent beaucoup de lâcheté et une absence de moyens.

En clair, l'administration accepte l'existence de fiefs privatisés à l'intérieur de l'hôpital public pour trois raisons inavouées.

D'abord, pour retenir en France des professeurs de médecine de réputation mondiale. Ils gagnent ainsi l'argent que l'État ou la Sécu n'ont pas les moyens de leur donner.

Ensuite, pour pouvoir traiter en France une clientèle très riche.

Enfin, pour obtenir la neutralité bienveillante des médecins sur la pauvreté des équipements de l'hôpital public. « On ferme les yeux sur ce que vous faites, dit-on au ministère, mais vous cessez de vous plaindre des dysfonctionnements de l'administration. »

En essayant d'expliquer les secrets de ce système à mon père je me rendais compte qu'il a des résultats merveilleux sur le plan médical, avec des acteurs hypercompétents et généreux, mais qu'il passe par un modèle économique très complexe.

J'ai été soigné par des équipes de médecins dont les statuts sont très différents et parfois antagonistes. Dans des hôpitaux qui appartiennent à la fois au public et au privé. J'ai été incapable de distinguer qui était fonctionnaire et qui ne l'était pas. Le seul point commun entre tous ces gens : ils travaillent ensemble. En toute liberté.

C'était tellement complexe que sur le moment j'avais renoncé à comprendre.

– Quand tu es malade, que tu arrives aux urgences, tu ne penses pas à vérifier si l'interne est libéral ou fonctionnaire. Tu veux qu'il soit bon.

– Tu n'es pas en état de discuter. On en reparlera quand tu seras sorti, parce que tu vas sortir. Le jambon était excellent. Pour du jambon acheté à Paris. Chapeau.

– Tu rigoles, là ?

– Je vais peut-être repartir à la gare en taxi, maintenant que je t'ai vu, ça va mieux. En arrivant, je me faisais du souci. Je m'en fais moins. Tu es très bien soigné. Puis je vois dans tes yeux que tu vas t'en sortir.

Il a murmuré tout cela, m'a baisé le front comme il le fait toujours et il est parti.

C'était la première fois que mon père consentait à un tel effort pour me voir et pour montrer qu'il fallait tenir à la vie. Jamais il n'avait rien dévoilé de ses sentiments. Trop fier ou trop pudique pour dire à ses enfants que parfois il était content d'eux, qu'il les trouvait beaux, intelligents, que sais-je encore. Des trucs qu'on dit pour faire plaisir et parce qu'au fond de soi on les pense.

Avec lui tout était toujours normal. Normal de réussir aux examens, normal d'aider sa sœur, sa mère, normal de gagner une compétition sportive. Normal, normal. Eh bien non, on savait, mon frère, ma sœur et moi, qu'il y avait beaucoup de trucs qui n'étaient pas normaux. Qu'il y en avait d'exceptionnels !

Jamais avant cette visite je n'avais vu mon père pleurer. À la mort de ma mère, il était resté très digne, organisateur. Il me faut préciser qu'elle est partie après quinze années d'Alzheimer, donc quinze années de galère pendant lesquelles j'ai vu ramer mon père comme un beau diable, mais jamais craquer. Du moins devant nous. Devant moi.

Alors cette visite, en solitaire, pour lui qui, d'habitude, ne pouvait plus faire dix mètres seul, ressemblait à un exploit qui me réchauffait le cœur.

Paradoxalement il confirmait mon pressentiment.

Il était venu parce que c'était la dernière fois qu'il me verrait vivant. On le lui avait sûrement avoué.

C'est ce que je me suis mis à penser pour chaque visiteur.

« Ils viennent aussi nombreux parce que c'est la dernière fois. Ils savent, eux. »

Cette conviction était tellement forte, tellement angoissée, que j'ai voulu dans les jours précédant l'opération voir, moi aussi, un maximum de gens. Pour m'imprégner de leur visage, de leur allure. Pour emporter ces images avec moi. J'ai voulu les avoir au téléphone. Pour entendre une dernière fois le son de leurs mots. Comme pour leur dire adieu ! Chaque fois je ne parlais pas. Enfermé dans une sorte de mutisme, je regardais, j'écoutais, j'essayais même de sentir les odeurs.

J'aurais probablement voulu que l'un d'eux m'engueule et arrête ce délire. Personne ne le faisait. C'était pour moi le signe que j'étais foutu.

Ma fille, Marie, est venue dans la soirée. Je ne parlais pas.

– Tu sais comment les choses vont se passer à Pompidou ?

– Non, ils m'ont dit que j'allais arriver la veille, le 24 dans l'après-midi, et que je serais opéré le lendemain matin. Pour la suite ils ne m'ont rien dit...

– Je pense qu'ils ont l'habitude...

– Tu crois ?

– Non, mais ce que je veux dire, papa, c'est que les tumeurs au cœur ce n'est pas grave, c'est bénin.

J'ai interrogé tous mes copains qui terminent leur médecine, j'y ai passé mon week-end. J'y ai laissé mon forfait portable… Non, je plaisante.

– Tu as parlé à ton grand-père ?

– De temps en temps.

– Menteuse, tu as dû l'avoir au téléphone tous les jours et tu l'as inquiété.

– Je ne l'ai pas inquiété, je sais qu'il est venu te voir, et qu'il en était très content. J'ajoute que mes relations avec lui ne regardent que moi.

– Tu rigoles ?

Elle parlait peu. Elle riait, les larmes au bord des yeux.

– Je ris parce qu'il m'avait demandé ce qu'il fallait t'apporter. Il pensait à un livre mais tu n'as pas lu une ligne depuis que tu es à l'hôpital, merci… Alors je lui ai dit de t'acheter un autre nain de jardin. C'est une bonne idée, parce qu'avec les nains de jardin t'es drôle. Il n'a pas suivi mon conseil ?

– Non. Il a apporté une boîte de chocolats d'Alençon. De la Maison du Chocolat, en face de l'église. Du grand luxe, surtout par cette chaleur. D'autant que je n'en mange pas.

– Donc, il t'a dit que tu n'avais qu'à me la passer. Il est formidable.

– Je trouve que tu n'as pas à te plaindre de ton grand-père.

XIV

J'étais devenu une sorte de zombie

J plus vingt-quatre. Le départ pour l'hôpital Georges-Pompidou n'avait plus aucune importance. On m'avait demandé de me tenir prêt pour quatorze heures. Je me suis tenu prêt pour quatorze heures. On m'aurait dit de marcher à quatre pattes ou de dormir, j'aurais marché à quatre pattes ou j'aurais dormi. Je ne discutais rien. Je ne réagissais à rien. On m'avait dit de prendre quelques affaires, j'ai laissé l'infirmière de garde ramasser pour moi celles qui me restaient.

L'essentiel avait été déménagé la veille par Lee. Les chemises déchirées. Les deux pantalons neufs que je n'avais jamais eu l'occasion de mettre. Les livres qu'on m'avait offerts et que je n'avais jamais ouverts.

Lee avait aussi remballé mon ordinateur portable. Elle l'avait apporté un jour pour que je puisse regarder mes mails. Inquiète de constater que je me détachais totalement de tout ce qui m'avait passionné autrefois.

Elle espérait vaguement qu'avec Internet je resterais plus facilement connecté au « monde des vivants en bonne santé », comme elle disait. Peine perdue. Je n'ai pratiquement pas branché ma machine.

La petite centaine de mails qui étaient arrivés ne m'intéressaient pas. En désespoir de cause, Lee avait essayé de me distraire en surfant sur des sites de voyages paradisiaques. Un peu comme on feuillette un album photos d'Arthus Bertrand.

Un après-midi, elle m'avait baladé des Seychelles aux Maldives sans réussir à allumer la moindre étincelle dans ma tête. Rien n'avait réveillé ma gourmandise, mes envies, ni même une quelconque libido touristique. Encéphalogramme plat.

De guerre lasse, elle avait rangé l'ordinateur en se promettant que, le jour où les staphylocoques auraient battu en retraite, elle partirait en vacances au soleil, sous les palmiers. Ça voulait peut-être dire beaucoup pour elle. Ça ne voulait absolument rien dire pour moi. Quand je serais tiré d'affaire, six mois plus tard, elle tiendrait sa promesse.

La seule chose qui m'impressionnait, c'est le nombre de messages écrits que j'avais reçus par la poste ou par coursier. Il y avait des fleurs aussi, des chocolats. Je ne mangeais ni les fleurs ni le chocolat, ce qui réjouissait les infirmières. Danielle, l'hôtesse de l'entrée qui s'occupait aussi des journaux, m'apportait une dizaine de lettres et de cadeaux par jour. Je réussissais à les parcourir, bouleversé, considérant une fois de plus que je n'en méritais pas tant. Je découvrais cette débauche de témoignages d'une amitié et d'une affection que je n'aurais jamais soupçonnées.

Dix minutes plus tard, après avoir parcouru la livraison du jour, je pleurais de désespoir, pensant que tous ces messages ressemblaient étrangement à des condoléances.

En quittant la Croix-Saint-Simon pour Pompidou, je n'avais donc pratiquement rien à emporter. Dans mon esprit, je n'avais strictement besoin de rien... puisque je partais pour nulle part.

J'avais mon téléphone, dernier moyen d'appeler au secours, et de me raccrocher à la vie. J'avais ma brosse à dents. Et un petit cahier sur lequel j'avais l'habitude de prendre des notes.

Enfin, j'emportais avec moi des enveloppes cachetées destinées à tous ceux que j'aime. J'avais écrit des lettres de façon assez maladroite la nuit précédente, avec le sentiment de faire un peu d'ordre et de ranger ma vie avant de partir.

Curieusement, cette nuit-là, j'ai commencé à réfléchir à tout ce que j'aurais encore voulu réaliser avant de mourir, et à tout ce qu'il me restait à faire d'important. J'étais bien incapable de démêler si je faisais ainsi le compte des regrets, des souvenirs ou des projets. Les bribes d'un bonheur volé à la vie, les restes d'amertume ou de frustration.

J'avais commencé à établir des listes. Listes de voyages, de gens à rencontrer, de livres à lire impérieusement – tous ces classiques par exemple dont on sait depuis le lycée qu'il faudrait absolument les connaître.

J'avais souligné trois fois le mot « PIANO » en espérant que, là où j'allais, j'aurais au moins un clavier à me mettre sous les doigts et un prof pour me donner des leçons. J'avais aussi recensé les articles à écrire, les travaux d'aménagements à prévoir.

J'avais également répertorié les expériences que je n'avais pas menées. Je ne m'étais jamais drogué par exemple. J'avais seulement fumé quelques joints. Je n'avais jamais pris de coke, en dépit de toutes les quantités qui étaient passées près de moi. Jamais partouzé. Jamais fait d'expériences homosexuelles. Jamais été avec des putes. Je n'étais vraiment pas tendance.

Avec ce petit bilan, je m'apercevais que j'avais vécu comme un enfant de chœur. Un petit-bourgeois. Bien conformiste. Toutes ces expériences me manquaient-elles ou non ? J'étais incapable de le dire.

Mais, à mesure que j'allongeais ma liste, elle me paraissait de plus en plus dérisoire. Ridicule. J'avais fini par tout déchirer.

Je n'avais plus envie d'entreprendre quoi que ce

soit. Le seul vrai regret qui me restait cette nuit-là, c'était de ne pas avoir gagné assez d'argent pour mettre toute ma famille complètement à l'abri du besoin. J'avais rencontré tellement de gens fortunés dans ma carrière de journaliste que je me disais « Pourquoi pas moi ? » J'aurais pu aussi me lancer dans les affaires. J'étais aussi intelligent, aussi compétent que la plupart. J'avais peut-être été moins roublard, plus honnête. Plus naïf.

Ce regret ne m'obsédait pas. Si je n'avais pas fait fortune, c'est que ce n'était pas écrit dans mes gènes ou dans mon éducation. Convaincu que ma vie allait s'arrêter, je ne voyais pas ce que la richesse aurait changé à mon destin.

Les riches sont-ils protégés des bactéries mangeuses d'articulation ? Les riches ont-ils un cœur plus solide que le mien ? Si j'avais été riche, j'aurais été rassuré pour mes enfants. Sans doute, mais n'étaient-ils pas suffisamment armés pour se défendre tout seuls ?

Ce sentiment me paraît aujourd'hui très étrange. Rien n'avait plus aucune importance. Je sais maintenant qu'on se détache de tout et très vite. Sans souffrance. Sans douleur. On peut donc quitter la vie dans l'indifférence.

J'avais aussi, cette nuit-là, écrit le nom de tous ceux que j'avais aimés dans ma petite vie, les membres de ma famille certes, mais pas seulement. Des rencontres professionnelles également qui m'avaient marqué.

Je retrouvais, par exemple, l'image d'un professeur de français particulièrement odieux que j'avais eu au lycée Alain. Ce sale type m'avait pourtant rendu de grands services en me faisant découvrir les phénomènes étranges de la mémoire. Il nous avait raconté Mozart capable à quatorze ans de restituer toute une partition musicale au bémol près, après ne l'avoir entendue qu'une fois. En revanche, le musicien prodige mémorisait très mal le nom des personnes qu'il rencontrait.

Le fonctionnement de la mémoire m'a toujours fasciné. Lorsque ma mère a été atteinte des premiers signes de la maladie d'Alzheimer, je m'étais mis à vérifier l'état de ma propre mémoire. En silence et seul, j'ai essayé, pendant des jours et des jours, de me souvenir de tout et n'importe quoi : les lieux, le nom des gens que je croisais, les numéros de téléphone, les codes de mes cartes bancaires, les immatriculations, des fables de La Fontaine, des citations entières de Corneille, la liste de tous les économistes de l'école de Chicago, monétaristes friedmaniens. Évidemment, sur une telle quantité de tests, je me trompais souvent. Du coup c'était la panique.

Je comprends aujourd'hui que, plus je perdais pied physiquement, plus et mieux je me souvenais des détails de ma vie. Certains remontaient à la surface alors que je pensais les avoir complètement enfouis et perdus.

Ainsi, je me souvenais d'Alain Cotta, mon professeur de thèse à Paris-Dauphine, dont le cynisme m'enchantait. Alain Cotta, comme beaucoup, avait eu la délicatesse de m'appeler peu après mon entrée à l'hôpital. Il m'avait raconté de façon très sereine qu'il terminait un livre démontrant que les vieux pays occidentaux n'avaient qu'une solution pour se rééquilibrer, supprimer les vieux. Il avait ajouté aussitôt que je ne faisais évidemment pas partie des vieux. J'avais encore vingt ans devant moi avant que mes enfants n'envisagent de me trucider.

– On a encore besoin de vous, m'avait-il simplement précisé.

Et puis, parmi les personnalités qui ont jalonné ce parcours, Philippe Tesson à qui je dois de connaître un peu le métier de journaliste, et tous ceux qui m'ont fait confiance depuis toujours à TF1, Étienne Mougeotte, Jean-Claude Dassier, ta poigne de fer, et ailleurs, Michel Calza, Gérard Longuet qui croyait me soutenir le moral en me parlant de nos traversées passées de la Méditerranée et qui avait la pudeur de ne pas parler de la croisière que nous avions préparée pour cette année. Alors que, lui comme moi, nous ne pensions qu'à cela. Lui plus sûrement que moi qui commençais à me détacher de tout. Je n'étais pas en manque de vie, j'avais presque hâte de passer au-delà. Pour avoir enfin la paix.

– Question croisière, on se rattrapera l'année prochaine.

C'est fou ce qu'on peut dire comme bêtises en pareils cas.

Et vous les Carré, les Volker qui, inlassablement,

m'appelaient ou venaient me voir. Pourquoi au fait ? Pour me dire qu'il fallait tenir. Tenir. Tenir. Cette nuit-là, au téléphone, lequel ai-je appelé parce que je paniquais ?

À la page du 24 juillet, sept heures du matin, j'ai retrouvé ces notes :

Je n'ai pratiquement pas dormi en dépit des médicaments que Prosper m'a donnés hier soir. Il avait pourtant forcé sur les doses. J'ai tout rangé dans ma tête. Je ne reverrai sans doute personne. Je ne regrette rien. J'ai eu la vie que j'ai voulue même si elle ne se termine pas exactement comme je l'avais prévu. Au fait, qu'est-ce que j'avais prévu ?

Rien, je n'avais aucun plan, aucun projet, hormis le désir de continuer la route le plus longtemps possible. Il me restait tellement de choses à faire, de gens à voir, de paysages à arpenter. Si ça devait s'arrêter, je n'y pourrais rien. Je partirais sereinement, sans douleur. Personne ne doit être triste.

En toute fin, j'avais griffonné à l'adresse de ma fille :

Ne m'en veux pas, ma puce. Je souffre du bras. C'est insupportable.

J'avais aussi rangé dans ce cahier des photos que j'emportais partout. Sans nostalgie. Une photo de croisière, une photo très carte postale de *La Sourdière* avec les enfants et un cliché pris à TF1 pendant l'enregistrement d'une émission.

Bref, la passion, la famille et le boulot, avec cette

chance inouïe que j'avais eue de pouvoir tout lier. Quand le boulot est une forme de vie, il se fait et se défait comme une passion.

Je spécifiais que, à la fin du film, on trouverait mes affaires, mon cahier et les lettres. Tout était prévu.

Lee d'abord. Je lui enjoignais de s'éloigner le plus vite possible, pour qu'elle vive ce à quoi elle avait droit. Elle était belle, jeune.

Tu m'as fait un bien que tu n'imagines pas ... Mais maintenant il faut faire ta vie.

Lolo, que j'aurais tant voulu voir une dernière fois.

Maintenant, ça n'a plus d'importance, Lolo, je ne t'en veux pas... J'aurais aimé entendre tes hésitations. Tes brutalités et tes doutes sur tout. Tu as préféré ne pas donner signe de vie. C'est ton choix.

Au petit matin j'avais écrit une bonne dizaine de lettres comme ça, pour dire au revoir, merci. J'avais également mis dans une enveloppe cachetée de l'argent liquide pour mon jeune fils. L'idée, comme ma grand-mère me l'avait enseigné, était de ne rien laisser au hasard. C'était très certainement stupide, mais ça me rassurait.

Aujourd'hui, ces lettres n'existent plus. Je les ai détruites en arrivant à *La Sourdière* quand je suis sorti de l'hôpital, sans même les relire. Personne ne sait qu'elles ont été écrites.

Je me tenais donc prêt, avec la certitude de partir pour nulle part. J'avais enfilé mes baskets sans les lacer, simplement vêtu d'un caleçon et d'une blouse d'hôpital. Je me montrais d'une docilité rare. Je devais ressembler à une sorte de zombie.

Les infirmiers, le brancard, l'ambulance, le périphérique de la porte de Montreuil à la porte de Sèvres. De la fondation de la Croix-Saint-Simon à l'HEGP, l'Hôpital européen Georges-Pompidou. Le parking aux urgences, une fois de plus et le bureau des admissions. Cette fois, j'étais attendu, je ne venais pas en touriste pour une simple consultation. Je venais en villégiature. Et quelle villégiature.

Tout est allé très vite. Les formalités administratives avaient été préparées. L'hôpital savait déjà tout sur moi, adresse, date de naissance, profession, numéro de Sécu, numéro de mutuelle, numéro de téléphone appeler en cas de... On savait que je venais pour être opéré du cœur le lendemain.

– Vous serez bien opéré par le professeur Fabiani. On va vous conduire à votre chambre. Les médecins viendront vous indiquer comment les choses vont se passer.

On m'a conduit directement au service de chirurgie cardiovasculaire des professeurs Deloche, Fabiani et Carpentier. Au troisième étage, le saint des saints. Où opèrent les stars françaises de la cardiologie.

La chambre était grande, claire et décorée dans les tons gris.

Les infirmiers ont fait glisser du brancard au lit un corps inerte.

Dès que j'ai été installé, les infirmières, les aides-soignantes n'ont cessé de défiler.

On a commencé à enfermer mes affaires dans un placard, y compris mon téléphone portable.

J'aurais voulu appeler ma fille. Et entendre des voix connues. Mais leur dire quoi ? Que je pétais de trouille ?

Devant cette tumeur qui, j'en étais convaincu, avait déjà fait des petits. Forcément. Depuis quinze jours que je vivais avec elle ! Ces métastases, je les imaginais bouffant mes fonctions vitales les unes après les autres.

Pendant plus d'une heure j'ai été l'objet d'observations et d'analyses. Je ne me suis pas déplacé. On ne m'a jamais bougé. De véritables laboratoires informatisés et ambulants se succédaient dans la chambre. Outre les examens classiques – température, tension artérielle, prise de sang –, radiologies complètes et électrocardiogrammes. Chaque fois, les résultats et les mesures étaient saisis dans un ordinateur portable puis consignés en double par écrit.

Ce n'était pas l'hôpital, c'était une scène de science-fiction.

Lee avait assisté à l'essentiel.

– Mademoiselle, je suis obligée de vous demander quel est votre lien de parenté avec le patient.

– Je n'en ai pas... Je suis une amie.

– Dans ce cas, il va vous falloir sortir de la chambre. On ne peut accepter que les proches autorisés par le patient lui-même.

Le moment arrivait où on allait me demander mon avis...

– Excusez-moi, dis-je, je souhaite en effet que l'on donne toutes les informations à deux personnes : à Lee et à ma fille Marie qui devrait arriver d'un moment à l'autre. Vous pouvez leur transmettre toutes les données et répondre à leurs questions...

L'infirmière a soigneusement consigné mes instructions sur son ordinateur.

– Ça marche, l'informatique à Pompidou ?

C'était bien ma première tentative de plaisanterie. L'espace d'une seconde j'ai oublié pourquoi j'étais là. L'infirmière s'est fait un devoir de me décrire fièrement un système quasiment intégré.

En théorie, toutes les informations concernant le malade sont enregistrées dans le système, sauvegardées et consultables à tout moment. De l'état-civil du malade au diagnostic, en passant par les résultats d'analyses, les radios affichées sur l'écran d'ordinateur, les historiques, les prescriptions, jusqu'au nom des proches à joindre en cas d'urgence. Cette banque de données est enrichie à chaque compte rendu de visite des médecins.

Dans la pratique, toutes les procédures sont doublées manuellement au cas où l'informatique cafouillerait, mais aussi parce que les personnels n'ont pas été formés ou motivés... Comme dans beaucoup d'entreprises qui initient des systèmes nouveaux, les personnels les ont sécurisés un maximum, plus par peur du bug qu'à cause des bugs eux-mêmes. Comme souvent, le risque est surestimé.

En cardiologie les personnels ne se plaignaient pas trop du système.

Rien à voir avec les critiques que j'avais pu lire sur le dysfonctionnement de ce paquebot ancré à l'entrée du XVe arrondissement. Le jour de l'inauguration, mes confrères n'avaient pas lésiné sur les comparatifs. Les plus virulents n'hésitaient pas à parler du *Titanic*, précisant que, sur le bateau au moins, il y avait un orchestre. Comment un hôpital comme Pompidou avait-il pu cristalliser autant de haine ?

J'ai retrouvé à *La Sourdière* le livre du professeur Even dénonçant les scandales et la gabegie de l'hôpital public. Ce doyen de faculté en retraite, incarnation du mandarinat dans toute sa splendeur, écrivait encore l'an dernier que Pompidou symbolisait pour lui toutes les tares de l'institution hospitalière française, qu'on avait mis trente ans entre la décision de le construire et son ouverture, que l'on avait déplacé des médecins – pourquoi pas déportés pendant qu'on y était ? –, qu'on les avait instrumentalisés, qu'on avait donné la priorité absolue à l'organisation bureaucratique, notamment avec une informatique inutile et dispendieuse qui coûterait selon lui un milliard d'euros pas an. Je n'étais pas fâché avec les chiffres, mais je me suis demandé s'il ne confondait pas les frais informatiques avec le coût de fonctionnement global de l'hôpital.

Combien coûtaient l'informatique et son fonctionnement ? Comment réagissaient les médecins, les infirmières, j'aurais pu m'en inquiéter… Oui… faire mon boulot de journaliste puisque j'avais cette chance d'être plongé au cœur du système.

La vérité vraie : je m'en moquais royalement. J'entendais assez peu de critiques. L'ensemble des procédures dont j'étais l'objet et le bénéficiaire m'inspiraient confiance.

Cette confiance dans les hommes et l'institution est essentielle. Les hommes en blanc qui s'occupent de moi sont-ils bons, compétents et efficaces ? Si la réponse est oui, la situation est supportable. Si la réponse est non, c'est la panique à bord. Il n'y a rien de pire que de s'interroger en permanence sur ce qu'on vous fait et qu'on ne vous explique pas.

On est inquiet de ce qui se passe autour de soi, des hommes et des femmes en blanc qui parlent à voix basse, qui communiquent mal parce qu'ils sont pressés ou perturbés. On est plus inquiet de tout cela que de ce dont on souffre réellement. Ce qui est angoissant à l'hôpital, c'est de ne pas savoir.

En fin d'après-midi, on a demandé à Lee de quitter la chambre.

– Je ne sais pas si je te reverrai… Merci pour tout.

– Bien sûr que je te reverrai quand tu sortiras de

réanimation. Dans deux jours maximum, m'a-t-on dit. C'est comme si tu partais faire un long voyage en avion. Et puis arrête de dire merci à chaque instant. Chacun fait son travail.

– Allez, file... laisse-moi à mon voyage ! L'infirmière m'a assuré que je ne me rendrais compte de rien. Tu sais qu'on n'a jamais vu un avion resté coincé dans les airs.

– Tu veux dire quoi ?

– Je veux dire qu'il finit toujours par se poser ou retomber par terre. Mon voyage en salle d'op, c'est pareil. Il faudra bien que j'en sorte.

Lee a laissé glisser sa main sur mon visage, puis sur mon torse, elle descendait très doucement sur le ventre, puis le bas-ventre. Ensuite, ensuite rien... C'était doux, mais sans effets.

– Allez, je pars. Les infirmières top models de Pompidou veulent rester seules avec toi. On m'a raconté que certaines abusent des mecs comme toi pas trop mal, encore consommables mais qui ne peuvent pas se défendre. Tu ne te défendrais pas. Je te connais trop. Tu ne résistes pas à une caresse.

– Tu te trompes, je viens de te résister.

– Oui, mais je n'ai pas trop insisté, je peux aller plus loin, tu veux ? On a le droit à l'hôpital, on a le droit de faire tout le bien possible au malade, sauf si ça le rend plus malade encore.

– Tu es impossible, mais on va appeler le médecin de garde pour savoir si la pipe est compatible avec ce que j'ai au cœur... Tu me fais dire des idioties. Je n'ai envie de rien, et surtout pas de rire. Sauf qu'un petite pipe vite fait, bien fait ?

Elle s'est penchée et a approché sa bouche de mon oreille gauche :

– Tu es un petit salaud...tout petit petit.

– Toi, tu pourrais être embauchée pour réveiller les morts.

– Pas drôle... Assez répugnant.

Je n'ai pas eu le temps d'ajouter quoi que ce soit. L'infirmière venait de rentrer dans la chambre, tenant une chemise de nuit verdâtre en coton qu'elle avait très certainement l'intention de me proposer.

– On va préparer le monsieur...

Cette fois, Lee devait partir.

L'infirmière m'a retiré ma montre, l'a rangée avec mon téléphone portable et mes clefs dans le petit sac de voyage où j'avais mis mes notes et mes lettres. Je n'avais plus aucun papier. J'étais coupé du monde.

On a fixé à mon poignet un bracelet où étaient inscrits mon nom, ma date de naissance et un numéro qui devait être mon numéro de Sécurité sociale, à moins que ce ne fût un code d'accès à mon fichier informatique.

– Le professeur Fabiani va passer vous voir, ainsi que l'anesthésiste, pour vous expliquer comment les choses vont se dérouler demain matin. Sinon, vous allez manger normalement. Comme vous n'êtes arrivé qu'aujourd'hui, vous n'avez pas pu choisir votre menu. Une aide-soignante passe tous les matins, elle branche la télévision sur le canal intérieur, et vous fait choisir ce que vous voulez manger avec la télécommande. C'est comme le *room service* dans un grand hôtel. Le seul problème, c'est que ça ne marche pas toujours, donc elle fait en plus une fiche à la main. C'est Pompidou. On est modernes, mais mieux vaut assurer avec un crayon et du papier. Je me moque, mais vous verrez, on y mange très bien. Je vais vous faire une confidence, dans la chambre voisine, il y un Libanais qui m'a dit qu'on mangeait mieux ici qu'à l'Hôpital américain.

Elle s'affairait dans la chambre, le lit, les draps, le placard, mes affaires, la salle de bains, mais elle parlait sans discontinuer.

– Vous savez que c'est un problème ? Les patients de l'Américain viennent ici depuis que c'est ouvert. C'est mieux, les médecins sont aussi compétents. D'ailleurs ce sont souvent les mêmes. Et en plus c'est beaucoup moins cher.

– Il y a beaucoup d'étrangers, ici ?

– Dans la clientèle privée des chirurgiens oui, d'Arabie Saoudite par exemple. Actuellement il y a un membre de la famille royale, double pontage. Il voulait une suite pour loger son secrétaire. Incroyable, il se croyait au Ritz. Il y a un ministre du gouvernement malien... à qui on a posé des valves. Et, tiens, il y a aussi un réalisateur de TF1 qui va être opéré après-demain du cœur, triple pontage. Trois équipes de chirurgiens tournent tous les jours. Pas le dimanche. Sauf en cas d'urgence, ce qui est fréquent malheureusement. Le problème, c'est qu'il y a beaucoup d'attente. Pas trop dans la partie privée, là où vous êtes, mais dans la partie publique. Quand ce n'est pas urgentissime, il faut patienter deux ou trois mois...Je ne devrais pas vous raconter tout cela, mais vous le savez, vous êtes journaliste.

– Ne vous inquiétez pas, cela restera entre nous.

Si elle me racontait avec autant de gourmandise tous les potins de l'étage, les autres ne couperaient pas au récit qu'elle leur infligerait. Elle tenait la rubrique people dans cette radio couloir. Ce qui n'avait du reste aucune importance.

– Pour les lits privés, entre la moitié et les deux tiers de la clientèle vient de l'étranger. D'Italie, d'Angleterre, d'Allemagne, des pays du Moyen-Orient beaucoup, du Maroc et des États-Unis. Notre médecine ne doit pas être aussi mauvaise que le disent les journalistes. Ils n'arrêtent pas de critiquer l'hôpital Pompidou qui soit disant marche mal, ils critiquent la Sécurité sociale, sous prétexte qu'elle est toujours en déficit... Vous n'êtes jamais contents.

– Vous exagérez un peu... Même si je n'ai pas été tendre avec la gestion des hôpitaux publics.

– Vous, vous êtes le pire. Je vous écoute, vous savez, le matin à la radio. Pour ceux qui n'ont pas compris, vous en remettez une couche à la télé le soir. Vous êtes grave de chez grave.

Ça faisait longtemps que je ne m'étais pas fait engueuler. Elle me faisait penser à Zina. Comme

Zina, elle avait toujours quelque chose à dire. Finalement, elle me changeait les idées.

– Bon, je vais vous conduire à la douche. Je vais vous aider avec la perfusion, vous n'êtes pas à l'aise. C'est une douche désinfectante à la Bétadine. Vous n'êtes pas allergique à l'iode ?

– Non !

– La Bétadine est un produit désinfectant à base d'iode, vous allez l'utiliser comme du gel-douche, il va mousser… N'oubliez aucune partie du corps. La tête aussi, n'oubliez pas.

Quel spectacle. Nu comme un ver, amaigri, sur un sol glissant, le bras droit suspendu à une perfusion, emballé dans un sac en plastique pour n'être pas mouillé. Et l'infirmière qui avait pris le parti de me tenir, puis de me laver…

– La Bétadine sent fort ! croit-elle nécessaire de préciser.

En effet, l'iode de la Bétadine n'a rien à voir avec celle qu'on respire dans la baie de Saint-Malo. La belle affaire. Je ne sais pas pourquoi à ce moment-là j'ai été pris d'une envie furieuse d'aller à Saint-Malo. Qu'on en finisse.

– Bonjour, je suis le docteur Lebied, l'anesthésiste. C'est moi qui vais travailler demain matin. Le chirurgien va passer vous voir. Mais je voudrais vous expliquer comment les choses vont se dérouler.

– C'est gentil de votre part. Mais est-ce bien

utile ? Vous savez, je vous fais confiance. Vous êtes le marchand de sable !

Le docteur Lebied, âgé d'une bonne quarantaine, parlait avec un léger accent anglais.

– Le marchand de sable ?

– Pour décider les enfants à dormir, on leur raconte que le marchand de sable va passer. Vous voyez, c'est une mauvaise plaisanterie. Vous êtes Britannique ?

– Non, je suis Américain... Je fais équipe avec Jean-Noël Fabiani. Je travaille en France depuis très longtemps. On prétend que les médecins français sont tous tentés de partir aux États-Unis pour gagner plus et payer moins d'impôts... Vous voyez que ce n'est pas vrai, vous êtes très mauvaises langues vous, les Français, sur le système. Nous sommes d'ailleurs très critiqués par les Américains. Vous devez être au courant, en tant que journaliste.

– Non, enfin, oui, pourquoi ?

Je n'étais au courant de rien.

Les confrères américains reprochaient aux médecins français d'opérer trop et trop vite. Sous-entendu, ils cassaient le marché.

– C'est pourtant une garantie de réussite et de sécurité. Le chirurgien doit opérer énormément s'il veut être performant. Il doit avoir des réflexes, de l'entraînement, à la façon d'un champion de tennis. Ses gestes doivent être réglés comme une mécanique pour qu'il ait la capacité de réagir au moindre imprévu... C'est notre métier.

– Maintenant, vous allez m'expliquer qu'une opération du cœur est un acte banal qui relève de la plomberie...

En fait, ce n'est pas ce qu'il voulait me dire. Il m'a expliqué au contraire que c'était une opération grave, qu'ils allaient m'ouvrir le sternum, arrêter le cœur et me mettre en circulation sanguine extra-corporelle.

J'avais compris qu'ils allaient assurer la circulation du sang grâce à une pompe électrique extérieure. Pendant ce temps, ils pourraient travailler sur le cœur et notamment nettoyer cette entrée de l'aorte. C'est à ce moment-là que le chirurgien irait chercher la tumeur.

– On a déjà dû vous le dire, cette tumeur ne peut pas être cancéreuse.

On me l'avait dit, enfin pas si nettement.

– On va donc regarder, puis vérifier les autres vaisseaux. C'est une chance pour vous... Ensuite on fera repartir le moteur, on attendra qu'il tourne normalement et on refermera le capot.

Bravo !

– Et si le moteur diesel ne repart pas... ?

– Il repart ! Après, vous irez en salle de réanimation... Vous serez entouré d'écrans et d'ordinateurs. Donc vous serez en pays de connaissance.

– Pourquoi ?

– Parce que la salle de réa doit ressembler à une régie de télévision...

Sauf que la salle de réa devait être moins fun

qu'une régie... Faut pas exagérer, l'hôpital ce n'est pas *Nice People.*

– Bon, je continue. On vous branchera des tuyaux et des fils partout et on vous surveillera de la tête aux pieds en permanence. On procédera tranquillement, doucement à votre réveil... ça peut durer douze heures, jusqu'à vingt-quatre heures... À partir du moment où on vous ramènera dans la chambre, vous n'aurez plus de soucis. Jusque-là, malheureusement, vous n'aurez droit strictement à aucune visite extérieure. Alors l'ensemble va être douloureux, le réveil surtout, mais dites-vous que, si vous êtes réveillé, c'est que le plus dur est passé.

Pour le voyage, je n'avais pas le choix. Ne pas revenir, je m'étais fait à cette idée. Ce qui m'inquiétait, c'était le passage de l'autre coté. Comment quitte-t-on le monde des vivants pour celui des rêves ? Je ne savais pas si ce serait lent, progressif, douloureux ou brutal.

– Ne vous inquiétez pas, je vais vous donner un calmant pour cette nuit. Demain matin, vous serez réveillé très tôt, vers cinq heures du matin. On vous rasera de la tête aux pieds.

– La tête aussi ?

– Non, pour la tête, on vous donnera un bonnet... Après le rasage, vous retournerez à la douche, puis on vous passera à la Bétadine, vous serez tout jaune. À ce moment-là, je vous donnerai une petite pilule qui vous fera partir un peu dans les nuages mais vous resterez conscient... Vers sept heures du matin, vous serez amené jusqu'au bloc. Ensuite, vous ne vous souviendrez de rien...

Rien à dire.

– Des questions ?

Pas de questions, de longs silences. Pesants.

– Monsieur Sylvestre, vous pouvez poser toutes les questions que vous voulez. Bonsoir, je suis Jean-Noël Fabiani, c'est moi qui vais vous opérer demain matin. Je pense que ça ne devrait pas poser de problèmes particuliers.

C'était la deuxième fois que je le voyais. Je n'avais pas remarqué lors de la visite, dix jours auparavant, sa grande taille, ses yeux bleu acier, sa voix assurée mais extrêmement douce et régulière, et son air attentif à tout. Bref, il ressemblait vaguement aux chirurgiens des séries américaines. Le monsieur ne devait pas avoir de gros problèmes avec les dames. Exactement comme dans les feuilletons télé tournés sur la côte Ouest des États-Unis.

– Ça va durer longtemps ?

– Pas tellement, une petite matinée. On commencera à sept heures. Je commence tous les jours aux environs de sept heures. C'est pour cette raison que je ne peux pas vous écouter le matin... Et c'est dommage, m'a-t-on assuré.

Flatteur.

– Merci, vous êtes très aimable. D'autant que je n'ai pas été toujours très tendre avec les médecins. J'ai très souvent pensé qu'ils coûtent cher à la société. J'imagine que, si vous commencez tôt le matin, c'est pour pouvoir réopérer l'après-midi.

Autant lui dire franchement que je le soupçonnais de productivisme aggravé. Il aurait dû s'agacer.

– Non, on opère très rarement l'après-midi. J'essaie de faire en sorte que les équipes de plateau soient très fraîches. Une opération comme celle que vous allez subir est assez lourde et prenante. À la fin, les personnels qui sont en salle d'opération sont fatigués. De plus, assez souvent, les actes opératoires sont plus longs et plus compliqués que pour vous.

Rien à répliquer. Je me sentais con. Je me souvenais de certaines chroniques. En deux minutes il m'était arrivé sans doute d'assassiner un directeur de l'Assistance publique, de brocarder certaines pratiques médicales, d'accuser des chirurgiens de gaspiller l'argent public.

Sans doute en toute bonne foi, sur la foi en tout cas de statistiques que je connaissais par cœur. Or voilà que maintenant j'étais dans la machine, et je voyais que la machine tournait rond.

Ma vie était entre les mains de médecins et d'infirmiers qui se battaient pour moi depuis un moment.

Ce soir-là, je me suis dit que rien ne les y obligeait.

– Ne me remerciez pas. Mes confrères de la Croix, comme nos équipes ici, nous faisons notre métier. Si nous ne parvenons pas à vous sortir de ce mauvais pas, ce sera un échec pour nous tous. Un échec grave. On s'en remet mal. Nous faisons notre travail, monsieur Sylvestre, comme vous faites le vôtre... Maintenant, je vais vous laisser. Tout se passera bien. Je serai là à votre réveil. Vous allez dormir.

Il était tard déjà. J'avais à peine touché au plateau-repas. Il faisait sombre dans la chambre. J'étais seul. J'avais froid. Je venais d'avaler la petite pilule qui allait amortir mon sommeil. Elle était autrement plus expéditive que celles de Prosper.

XV

Une lumière de plus en plus blanche

J plus vingt-cinq. Cinq heures trente du matin. Réveil. Deux infirmiers en blanc. Coiffe blanche, gants de caoutchouc blancs.

– Monsieur Sylvestre, chuchote l'un, d'une voix assez douce, il va falloir vous réveiller… Ça va ?

– Bonjour, oui, ça va, enfin si on veut !

J'aurais pu rire évidemment… ou grogner contre les personnels de l'hôpital qui continuent avec une constance remarquable à s'enquérir de la santé d'un mec alors qu'il est cloué au lit depuis un mois, sans beaucoup de chance de sortir intact d'une opération. Eh bien admettons. J'avais dormi, mais d'un sommeil lourd, plombé par les calmants.

– J'aurais préféré vous réveiller avec des croissants, mais vous allez voir, la matinée va passer très vite.

– Écoutez, ne vous croyez pas obligé de me

distraire, je vais essayer de ne pas vous rendre la tâche trop difficile.

– On aurait voulu vous expliquer.

– Non, s'il vous plaît, ne m'expliquez rien... Je suis foutu. Si vous vous voulez être gentils une dernière fois avec moi, retrouvez-moi mon téléphone portable.

Les deux infirmiers se sont regardés, embarrassés. J'ai compris que ce n'était pas possible. Mes sacs étaient enfermés à clef dans le placard de la chambre que j'allais occuper après l'opération.

Ils étaient remarquables. Ils faisaient tout pour mener leur boulot à bien et m'être agréable. Et moi, je ne supportais plus rien.

– Nous allons vous préparer pour l'opération. On va vous raser, vous allez voir ce n'est pas désagréable, après on vous aidera pour la douche à la Bétadine.

– Encore ?

– La Bétadine est le gel de douche le plus tendance dans les milieux médicaux, actuellement. Vous ne pourrez plus vous en passer.

S'installant de chaque côté du lit qu'ils avaient mis en position haute, ils ont plié le drap qui me recouvrait. Puis chacun s'est armé d'un rasoir à piles, et ils ont entrepris de me raser de la tête aux pieds. J'étais nu. Complètement. J'avais froid.

– Ce n'est qu'une impression. Il ne fait pas froid.

J'avais décidé de sommeiller pour passer ce mauvais moment. L'un des derniers. Sauf que la corvée a pris une allure inattendue, pour ne pas dire complètement surréaliste ! Ils ont commencé par me prendre chacun un bras.

À l'infirmier qui m'avait saisi le bras gauche pour le raser j'ai demandé de ne pas trop manipuler l'épaule.

L'infirmier à droite, lui, s'est déclaré handicapé par la perfusion.

– Tu vois, on aurait pu enlever la perfusion tout de suite...

– Je crois qu'ils l'enlèveront au moment de l'opération. Je suis aussi gêné que toi. On peut dire qu'on est à égalité.

Pendant que l'un des rasoirs remontait l'avant-bras gauche, l'autre venait virer sous l'aisselle droite... Soudain j'ai eu l'impression qu'ils se marraient.

Quand les deux lascars se sont attaqués aux jambes, quand je les ai sentis remonter simultanément à droite et à gauche sur mes mollets puis sur mes cuisses, quand je les ai entendus accompagner le ronronnement des rasoirs d'un vrombissement de la bouche, je n'avais plus de doute : ils faisaient la course ! Incroyable. Désopilant.

Ils prenaient mon corps pour un circuit de Formule 1. On était à Magny-Cours un jour de Grand Prix de France.

Arrivé dans le haut des cuisses, le pilote de droite m'a fait lever la jambe pour raser plus facilement l'arrière des mollets et arriver tout doucement à l'intérieur des cuisses, puis autour des couilles... Sa prudence extrême et sa lenteur me paraissaient suspectes. Un virage en épingle à cheveux, sans doute.

L'autre s'était arrêté pour le regarder faire. Quand le premier eut fini, le second reprit son rasoir pour terminer à son tour. Ils ne cessaient d'échanger des regards complices. L'essentiel des poils sur les bras, les jambes, le torse, le dos, les fesses et le sexe avait disparu. J'étais tondu comme un œuf.

– Bon, c'est pas mal, dit l'un.

– Vous avez la peau douce et vous allez y prendre goût.

– Pardonnez-moi, mais vous faites ça avec tous les malades, chaque matin ?

– Ça quoi ? me demanda celui qui parlait manifestement plus que l'autre.

– Ben, la course de tondeuses...

– Écoutez, on fait un championnat, on compte les points, à la fin du mois on désigne le gagnant et l'autre paie un voyage.

– Vous êtes très amis ?

– On peut dire ça... On va vous aider à prendre la douche désinfectante.

– Vous savez que j'en ai déjà pris une hier soir ?

– Nous savons, mais il faut recommencer... On ne se lasse pas de la Bétadine. Allez, venez, on va vous frotter. Il faut évacuer tous ces poils.

– À vrai dire j'aurais préféré me débrouiller seul.

– Vous n'allez pas y arriver. Votre bras est malade

et l'autre est branché sur la perf... Il faut vous laver le mieux possible. N'oubliez pas les fesses, les parties génitales.

Je ne pouvais pas l'oublier. Après la douche, ils m'ont séché avec un drap propre et stérile, puis m'ont badigeonné le corps avec de la Bétadine, encore.

Pour la première fois depuis un mois, je me regardais dans la glace des toilettes. Je ressemblais à un Indien évadé d'un film de Howard Hawks. Il devait être six heures du matin, le jour se levait à peine et la fenêtre diffusait une lumière gris-bleu. J'étais nu, tondu et très amaigri, debout dans ma chambre d'hôpital, soutenu par deux infirmiers homosexuels qui sortait d'une course au rasoir électrique sur mon corps. Sur le moment je me suis dit, partagé entre le rire et les pleurs, que jamais je ne pourrais raconter cette histoire : personne ne me croirait.

Ne manquait plus que cette espèce de tunique vert clair en tissu de papier. Ils m'ont aidé à me recoucher, enrobé dans les vapeurs d'iode. Vive Saint-Malo ! Dans la chambre, silence profond d'où ne se détachaient que les bruits de l'eau qui coule, des brancards que l'on roule dans le couloir et des instruments qu'on bouscule dans des cuvettes d'aluminium.

J plus vingt-cinq. Six heures trente du matin. Un brancard recouvert d'un grand drap vert d'eau. Nu.

Tondu. Perfusions débranchées. Derniers fils, derniers câbles qui me reliaient à la vie.

– On y va ?

– On y va !

Le brancard a roulé dans le couloir. Plafonds gris. Lumières blanches. Lumières froides. Sas de stérilité. D'autres plafonds gris. Mes deux anges gardiens m'ont abandonné là, passant le relais à deux autres collègues habillés de bleu très clair, chemise légère, bonnet, masque, gants. Des extraterrestres. Ascenseurs. D'autres couloirs. D'autres plafonds. D'autres lumières froides. Et puis le flash. Des têtes coiffées. Qui entourent le brancard. Se penchent sur moi. Des bruits que je ne comprenais pas, des conversations.

– On a un étudiant qui voudrait assister à l'opération, monsieur.

– Non, pas aujourd'hui, ça va être difficile... Quelle année de médecine ?

– Deuxième année.

– Trop jeune. Où est-il ?

– Il est dans le fond, il est habillé.

– Bon, qu'il reste... mais qu'il ne bouge pas. À l'avenir, les stagiaires c'est fini. On n'est pas au théâtre.

Je n'ai pas vérifié auprès du personnel hospitalier si cette scène a vraiment eu lieu juste avant l'opération ou alors si je l'ai rêvée. En tous les cas, elle me rappelait étrangement ce qui se passe parfois sur le plateau de télévision quelques minutes avant le début du journal de vingt heures. Le décor, la force de la lumière, la tension qui monte, l'enjeu, le sérieux et la gravité du présentateur.

Combien de fois ai-je vu Patrick Poivre d'Arvor s'inquiéter de découvrir une tête inconnue dans la pénombre du studio, pour l'accepter finalement avec gentillesse.

La lumière. De plus en plus blanche. Des ombres. Des masques. Des murmures. Du coton. Blanc. Tout était blanc. Puis plus rien.

Je n'ai pas vu la Dame blanche, celle que décrivent certains en Bretagne. Je ne lui ai pas parlé. Je n'ai pas cheminé à ses côtés sur un sentier bordé de rosiers.

Dans quels jardins suis-je allé me promener ? Je ne sais pas si mon âme est partie ailleurs, quand on m'a arrêté le cœur...

Un matelas de coton immaculé a amorti toute ma douleur. Je n'avais ni angoisse, ni inquiétude. Je me suis retrouvé dans un couloir où je n'ai croisé personne. J'ai entendu des murmures comme à l'intérieur d'un couvent. Un moment j'ai cru voir un vieil ami de mon père qui m'avait inspiré autrefois beaucoup d'estime et d'admiration. Il m'a dit qu'il était heureux. Cet homme était mort depuis des années. Ai-je rêvé cette rencontre, et pourquoi celle-là ?

Ce couloir était long, large, confortable, il ne présentait aucun obstacle. Ses parois étaient lisses, transparentes. Ce qui était exaltant, c'est que ce couloir n'enfermait pas, il guidait les pas, les sécurisait. J'aurais voulu que ce couloir dure toujours.

Qu'il ne conduise nulle part. Le temps ne s'écoulait pas. J'étais bien. Des flashes parfois, mais sans agressivité. Des bruits diffus et amortis...

Jusqu'à ce visage que j'ai reconnu. Ces yeux plutôt, au-dessus d'un masque. François Krainik. J'aurais voulu ne jamais le revoir. Avec lui les lumières sont devenues plus violentes, les bruits plus brutaux. Je me sentais moins bien. Des douleurs déjà. Encore. Non. Je ne voulais pas cela.

XVI

Je savais que ma vie n'était plus en danger

J plus vingt-six. On m'a raconté que mon réveil thérapeutique a commencé le lendemain de l'opération.

– Jean-Marc, normalement, tu dois me reconnaître. Si tu me reconnais, tu vas cligner des yeux...

La visite de François Krainik en salle de réanimation marquait la sortie de mon coma. Je n'ai gardé aucun souvenir de ces quarante-huit heures. À l'exception d'une phrase qui continue de résonner dans ma tête.

– J'ai deux bonnes nouvelles pour toi. La première c'est que l'opération s'est bien passée. La seconde c'est qu'on vient d'analyser ce que l'on t'a retiré à l'entrée de l'aorte : ce n'était pas une tumeur.

« Bravo, pensai-je à cet instant, la tumeur ? Quelle tumeur ? » Et de me repasser le film des derniers jours...

L'intervention a donc eu lieu le 25 juillet : il s'agissait finalement d'une « plaque athéromateuse emboligène de l'aorte ascendante... Resection-suture directe... » Les comptes rendus opératoires sont des morceaux de poésie médicale.

Sans entrer dans le détail : « Stercorémie médiane verticale. Ouverture du péricarde. Le cœur est de volume normal... Clampage, cardiologie antérograde. Ouverture de l'aorte... La valve est parfaitement saine. Il n'y a pas de végétations. Il n'existe aucune trace évoquant un processus infectieux... L'aorte n'est pas dilatée. Il n'y a pas de tumeur aortique... Il y a en revanche une zone de protusion calcifiée d'origine athéromateuse juste au-dessus de l'orifice de la coronaire droite avec des filaments de un centimètre environ... deux filaments qui flottent dans la lumière aortique... » etc.

Résumé ainsi, le compte rendu scientifique a des allures de scénario de science-fiction conçu par un spécialiste d'effets spéciaux.

La suite des événements a été très simple. Les trois premiers jours extubation, arrêt du stimulateur cardiaque, retrait des drains... Il fallait revenir dans le monde des vivants, et le monde des vivants était douloureux.

Se lever, pisser, marcher, parler même, tout était épreuve. À tel point que, au début, je regrettais de retrouver la réalité.

Cependant, mon retour à la vie a été d'une grande

banalité. Pour beaucoup d'autres, la souffrance se prolonge des mois, et l'espoir n'éclaire pas ce long tunnel. Je pensais à mon ami et confrère Dominique Bromberger. Dominique est mon voisin de studio sur France Inter. Un matin, un scooter, et un camion fou qui ne s'arrête pas au feu rouge : la vie de Dominique avait basculé. Un an après son terrible accident il n'était toujours pas sorti de l'enfer.

J'étais très privilégié. Ma sortie de réanimation a été dure. Affreuse par moments. Humiliante même. Mais je savais que ma vie n'était plus en danger.

XVII

Big Nose a des jambes de Somalien

J plus vingt-sept. Deux jours que j'avais été opéré. Deux jours à peine. J'ai été rapatrié dans une vraie chambre. Rapatrié, oui. Mais pas très frais.

– Un vieux poisson invendu sur l'étal à la fin du marché un jour d'été.

Claude Carré, le directeur de la rédaction de TF1, était venu en voisin. Il avait de la chance que je ne sois pas en mesure de répondre, son imagination m'agaçait. J'aurais dû rire. Je ne pouvais ni rire, ni parler.

Des tubes partout dans le nez pour m'aider à respirer. Une sonde pour uriner. Un pansement énorme au milieu du thorax et des fils, des drains qui en sortaient. La perfusion d'antibiotique avait été réinstallée. Mon bras gauche ne me faisait pas plus mal que mon dos, mes poumons. Impossible de rien bouger. Une seule envie : dormir, ne rien sentir, ne rien dire.

D'après les médecins, j'allais beaucoup mieux, mais j'allais aussi avoir beaucoup plus mal qu'avant pendant quelques jours.

Ce qu'on me promettait, c'était la rédemption par la douleur.

Pour me rassurer, on m'avait pourtant expliqué que mes petites affaires avaient été rangées ici. Mon sac, avec une chemise dont je n'avais pas besoin, des caleçons que je n'enfilerais pas avant quinze jours.

Mes papiers, nombreux, mon petit carnet, mon téléphone portable, mes clefs de voiture. Très importantes, les clefs de voiture.

– Et la voiture, vous l'avez mise dans le placard aussi ?

Tous ces outils, instruments, ces reliques de la vraie vie qui revenait vers moi, à défaut que je puisse, moi, marcher vers elle.

– Tu as des jambes de Somalien, papa, et tu vas avoir une cicatrice de Big Nose.

Pour être maigres, mes jambes, elles étaient maigres. Elles ne pouvaient déjà pas me porter avant l'opération. En fait, j'ignorais qui était Big Nose. Pour mon fils, Big Nose était un émule d'Indiana Jones, cicatrisé et balafré de partout. Signe de son grand courage – ou de sa parfaite inconscience. Je n'étais ni courageux, ni inconscient.

Mon fils rentrait de vacances. Mis au courant de mes déboires par sa sœur, il débarquait. C'était mieux ainsi. Il n'avait pas vécu les épisodes du mois de juillet. Le mois de galère.

Au début j'avais beaucoup regretté son absence. Je croyais avoir tant de choses à lui dire. De recommandations à lui faire. De conseils à lui donner. J'avais aussi de la force à lui emprunter. Démarche dérisoire.

Comment ai-je pu m'égarer ainsi ? Un enfant doit recevoir de l'amour, de l'affection. Les déboires de son père ? À quoi bon ?

Sa mère avait eu raison de ne pas l'informer. Il n'avait pas à partager mes douleurs et angoisses.

Depuis qu'il était arrivé, il parlait sans cesse, posait des questions auxquelles j'étais bien incapable de répondre autrement que par les yeux. Et encore, ces yeux débordaient constamment de larmes. Pourquoi ? Je n'en savais strictement rien. Je pleurais plus certainement de bonheur que de douleur, même si l'ensemble de ma carcasse continuait de me faire souffrir.

Quand j'arrêtais de pleurer, c'était pour dormir. Donc je dormais. Écrasé de fatigue. Abruti par les médicaments qu'on avait dû m'administrer. Soulagé aussi de ne pas avoir à réfléchir.

Entre deux sommeils, je pouvais, de la pointe des yeux, faire comprendre à mon fils comme j'étais content de le voir, et de pouvoir le toucher bientôt. « Big Nose toi-même ! »

J'avais tellement craint de disparaître sans pouvoir

lui dire combien il comptait, que je me jurais de me rattraper demain, après-demain.

Si la douleur durait, le cauchemar, avec le risque, avait disparu. Je n'avais plus le droit de me plaindre. J'avais l'obligation de vivre.

J'ai passé deux semaines dans cette chambre de l'hôpital Georges-Pompidou. Quinze jours pendant lesquels je me suis progressivement redressé, libéré aussi de mes fils et de mes branchements. Quinze jours pendant lesquels j'ai réappris à marcher, même si je continuais de dépendre de mes perfusions qui distillaient l'antibiotique. Quinze jours pendant lesquels j'ai assisté à la mue estivale de l'hôpital. La plupart des médecins et des infirmières qui avaient assuré les premiers soins sont tous, les uns après les autres, partis en vacances, remplacés par des personnels que je ne connaissais pas.

Mais il fallait repartir à la Croix-Saint-Simon vers le 15 août pour terminer le traitement de l'infection. La perspective ne me réjouissait guère, pour des raisons très égoïstes et matérielles. Pompidou est situé dans un quartier qui m'est familier, équidistant de mon domicile du XVe arrondissement et de mon bureau à Boulogne. Beaucoup moins exotique que le XXe arrondissement mais, pour mes amis et ma famille, c'était plus pratique. Je me sentais moins isolé. À mesure que je m'éloignais de l'opération, je l'étais d'ailleurs de moins en moins.

– Bon, monsieur Sylvestre. C'est pas tout ça, mais

vous allez vous lever, vous mettre debout. Demain, vous n'aurez plus de pacemaker, plus de drains. On vous aidera. En attendant on va faire votre toilette dans le lit. Vous allez voir, ça va vous faire du bien, on va vous masser et vous frictionner le dos. Ensuite vous aurez la radio, l'électrocardiogramme, la prise de sang, tous les jours... et la visite des médecins...

Un accent des îles à couper au couteau. Geneviève. Elle était entrée dans la chambre comme un bulldozer. Joséphine la suivait telle une petite souris. La première était aussi grosse, rieuse, bavarde que la seconde menue, grave, et sobre dans ses propos. Deux aides-soignantes. Incontournables à l'étage.

– Nous travaillons ensemble depuis plus de vingt ans. Nous sommes copines. Nous sommes toutes les deux de Trois-Rivières, à la Guadeloupe. Nos maris aussi. Vous ne devez pas connaître ?

– Si, je connais !

– Joséphine, il connaît Trois-Rivières ! Mais comment vous connaissez ? Ah ça alors, vous y êtes allé en vacances ?

– Oui. À Trois-Rivières il y a une rhumerie.

– Joséphine, il connaît la rhumerie, tu te rends compte ?

– Vous, vous y retournez souvent, à la Guadeloupe ?

– Tous les deux ans, on a droit à deux mois de vacances. Avec des billets d'avion. On y est allés l'an dernier, avec mon mari.

– Vous allez donc y retourner l'an prochain ?

– Non, perdu : mon mari est en retraite depuis cette année, il était infirmier à Broussais, et moi j'y serai dans deux ans, comme Joséphine.

– C'est bien. Vous avez quel âge ?

– Cinquante-deux, mais ça suffit. Maintenant c'est plus comme avant. On était à la Pitié, avec Joséphine, on est venues ici avec le déménagement. On en était fières mais ici c'est un peu compliqué. Vous allez voir pour les repas. Vous pouvez les commander à la télé... Mais, entre nous, si vous voulez quelque chose d'autre, vous nous demanderez, ça ira plus vite...

Geneviève ponctuait ses phrases de grands éclats de rire. Pas mécontente d'avouer les petits arrangements qu'elle prenait avec la modernité.

– Oh remarquez, c'est beau ici, c'est propre... Sinon, monsieur Sylvestre, vous savez que vous leur posez un problème ? On va sans doute vous déménager...

– Oui, ils sont en train de vider cet étage, parce qu'il va y avoir des travaux de désinfection.

Joséphine avait consenti à parler.

– Pourquoi, il y a une contamination ?

– Non, non, a repris Geneviève, mais il est prévu de désinfecter le bâtiment, au mois d'août. Donc ils regroupent les malades dans l'autre aile, ils ne prennent plus d'urgences parce qu'il n'y a pas de chambres, pas de médecins, pas d'infirmières, ils sont tous en vacances, et surtout ils accélèrent les sorties.

– Comment cela « ils accélèrent les sorties » ?

– Oui, normalement pour une opération à cœur ouvert comme la vôtre, on garde les malades dix jours, le temps qu'ils puissent se lever et marcher. Après quoi, on les envoie dans un centre de rééducation du côté de Granville... ou ailleurs...

– Et alors ?

– Eh bien actuellement ils laissent sortir au bout de cinq jours, pour faire de la place... L'étage où nous sommes est pratiquement vide... Alors avec vous ils sont embêtés parce qu'ils doivent surveiller votre épaule... Vous devez rester ici plus longtemps.

Je ne comprenais pas très bien ce qu'elles me racontaient. Ces détails qui, il y a peu, m'indifféraient, recommençaient à me préoccuper.

Lee, qui était partie aux nouvelles, m'a rassuré.

– Ils ont l'air d'avoir des soucis de planning, mais pour l'instant ils te gardent ici, où c'est plus calme. J'ai fait un tour dans l'autre aile, ils ont entassé beaucoup de monde... Ici, je vais te dire, vous êtes quatre : un prince du pétrole au bout du couloir et en face un Africain, accompagné de toute une cour, plus deux autres malades dont, c'est vrai, un réalisateur de la télé, mais qui part cet après-midi. Tu dois le connaître.

La vie commençait à s'organiser. Je me levais, et je réussissais à marcher jusqu'au cabinet de toilette. Je recevais des nouvelles de tout le monde. J'ai écouté la dizaine de messages déposés sur le téléphone portable. On m'avait aussi apporté une bonne vingtaine de lettres et de cartes.

Quant à Lolo, j'avais du mal à admettre qu'elle ne soit pas venue me voir avant l'opération mais, quand j'ai appris qu'elle avait usé de sa qualité de médecin pour obtenir des informations pendant que j'étais en réanimation, j'en ai été très ému et heureux.

Lorsque j'ai aperçu ses yeux délavés dans l'entrebâillement de la porte, je suis resté sans voix.

– Je sais que ç'a été très dur, a-t-elle dit, mais maintenant ça va aller. Tu as maigri. Tu as des jambes de Somalien, paraît-il.

Lolo n'osait pas trop parler. Elle me regardait, les larmes au bord des yeux.

– Je pense que tu as eu beaucoup de chance.

– C'est quoi, une plaque d'athérome ?

– C'est une sorte de poubelle dans laquelle se déversent toutes les saletés de ta vie. Du cholestérol, même si tu n'en as jamais fait. Des graisses, du tabac....

– Je ne fume pas.

– Tu as beaucoup fumé, beaucoup travaillé, beaucoup stressé.

– Tu es venue pour me dire que je suis responsable de ce qui m'est arrivé...

– Oui, enfin non, je suis contente qu'ils aient trouvé cela. C'est une chance pour toi. Tu es dans le meilleur service... et puis tu es très entouré, très soutenu. Tu n'as pas besoin de moi.

– Qu'est-ce que tu en sais ?

Pourquoi ne m'avait-elle pas rappelé le soir de mon admission, quand j'avais eu besoin de l'entendre ? Pourquoi s'était-elle tenue informée de mon état heure par heure ? Pourquoi était-elle venue me voir enfin, mais après la tempête ?

J'étais incapable de répondre à toutes ces questions. Je ne lui en voulais pas.

Marie, qui s'était tenue informée de tout, minute par minute, souhaitait elle aussi décompresser.

– Il va falloir arrêter de pleurer, parce que tu vas te dessécher. Tu es déjà maigre. Depuis le début tu as perdu douze kilos, il ne va rien rester. Tu es traité comme un roi, tout le monde s'est inquiété de toi, les médecins, les cardio...

– Justement ce n'est pas normal, je veux être traité comme...

– Comme quoi ? Arrête de te plaindre... Ah bonjour, s'interrompt-elle, mon père se plaint d'être trop bien traité...

Le chirurgien qui m'avait opéré venait d'entrer dans la chambre. Suivi du cardiologue, d'un interne, et d'une infirmière qui tirait le chariot sur lequel il y avait l'ordinateur. Lequel me reliait sans doute au reste de l'hôpital.

– C'est rare, les malades qui se plaignent d'être trop bien traités... Sérieusement, ça s'est bien passé. Ce n'est pas simple parce que vous avez ce problème d'infection, avec un protocole d'antibiotiques assez sophistiqué qu'il nous faut respecter mais qui va retarder un peu votre remise sur pied.

– Les médecins sont contents de leur malade ?

– Oui, c'est ce qu'on dit en général... Je vais vous laisser avec mes confrères. Ne vous inquiétez pas pour les petits déménagements, nous avons quelques travaux et nous profitons des vacances pour les faire.

Mes deux aides-soignantes devaient attendre la fin de la visite : dès que les médecins sortaient, elles rappliquaient toutes les deux. Elles me faisaient penser à Laurel et Hardy version féminin créole.

– Alors, comment ça s'est passé ?

– Ils vous ont dit qu'il fallait marcher ?

Geneviève et Joséphine tenaient absolument à ce que je me mette à déambuler dans les couloirs. J'essayais bien de franchir la porte, mais je n'y arrivais pas. J'avais peur. J'étais tétanisé. Mes jambes en tremblaient.

J'ai encore attendu vingt-quatre heures avant de me lancer. C'est Lee une nouvelle fois, un après-midi, qui a décidé que son petit vieux irait se promener. Je n'en menais pas large. À petits pas avec la perf, que je faisais rouler à côté de moi.

Lee connaissait l'hôpital par cœur, les couloirs, les ascenseurs. En cinq minutes, je me suis retrouvé dans le vaste hall. Un vrai terminal d'aéroport, avec ses banques d'enregistrement, ses fauteuils club et la galerie marchande.

Dans la galerie commerciale sous la verrière il y

avait tout ce dont on peut avoir besoin, de préférence si l'on est en bonne santé. Un bar-restaurant, un marchand de journaux, une boutique bazar, une fleuriste, un espace crèche, une petite école sans doute pour les enfants hospitalisés, puis le bureau des associations de malades, sans parler d'une poste et d'un comptoir de banque avec distributeur de billets. Bref, de quoi passer toutes les vacances d'été.

Le grand hall d'entrée ouvrait sur l'esplanade entourée de tous les drapeaux européens, ce jour-là écrasée de soleil et de chaleur. J'aurais pu sortir, me diriger vers la pelouse du parc André-Citroën mais, après quinze minutes de shopping, j'étais étourdi et effrayé par tant d'agitation.

– Écoute, ça va faire quatre jours que tu es sorti de réa, une journée que tu n'as plus ces tuyaux et tu galopes déjà comme un lapin... Encore vingt-quatre heures et tu vas baiser comme un lapin... Non mais sérieusement, il te faut du temps.

Je me suis recouché, exténué mais assez content. Je m'étais promis de recommencer le lendemain après les séances de kinésithérapie. Une heure de kiné, comme chaque jour, à la Croix-Saint-Simon, pour réapprendre à respirer et commencer à bouger l'épaule.

Ma vie s'était effectivement organisée, car je souffrais moins du thorax et du dos.

Après avoir ouvert le sternum comme on casse un os de poulet, le chirurgien avait écarté les deux bords pour pouvoir travailler, mais ce faisant il avait forcément poussé sur les côtes. Mes côtes étaient luxées. D'où le mal de dos et la difficulté que j'éprouvais à retrouver un mode respiratoire normal.

Claude Carré venait me rendre visite tous les jours à Pompidou en sortant ou en allant à son bureau. Il n'avait que la Seine à traverser. Il me rapportait les bruits de la ville, du bureau. Ceux-là mêmes qui ne m'intéressaient absolument plus il y a encore quinze jours.

– C'est le signe que tu vas mieux, le poisson est un peu plus frais. Tu reprends un peu de couleur.

– Je vais retourner au bureau, et pouvoir jouer au golf. Je te promets aussi que je vais reprendre le tennis. Tu as raison, dans vingt-quatre heures je vais bander comme en 14.

– Tu vas surtout te calmer, les hôpitaux, les cimetières aussi sont remplis de gens qui étaient indispensables.

– Clemenceau. 1914. Un grand cochon.

– Clemenceau quoi ?

– C'est lui qui a dit ou écrit cela. Les cimetières sont...

– Oui, je connais.

– Ce qui m'ennuie le plus, c'est que je vais repartir à la Croix-Saint-Simon, chez les rois de la bactérie, les champions du staphylocoque à tête dorée. Et pour combien de temps ? Je n'en sais rien.

XVIII

Obtenir une libération anticipée

J plus quarante. J'avais rejoint l'hôpital de la Croix-Saint-Simon et retrouvé la chambre, le décor, la marchande de journaux... un peu comme un vacancier du mois d'août qui revient au même endroit, qui reprend ses habitudes et ses marques.

Je n'avais pourtant pas quitté cet hôpital depuis très longtemps, quinze jours, mais il s'était passé tellement de choses que j'avais l'impression d'être parti une éternité.

Je revenais beaucoup plus faible mais mon regard avait déjà changé.

Les médecins que je pensais revoir étaient en vacances, beaucoup d'infirmières aussi. À l'exception de Zina qui préférait partir en dehors des congés scolaires mais qui ne s'absentait jamais parce qu'elle n'avait, en réalité, nulle part où aller. Prosper aussi était là. Le fidèle gardien de mes nuits, lui qui détenait les précieuses petites pilules bleues, n'irait chez sa sœur à Montpellier qu'en septembre.

Mon programme avait été singulièrement allégé. D'abord on me faisait moins d'analyses, de radiologie. Les scanners, les IRM c'était fini.

Le protocole d'antibiotiques était, lui, toujours aussi lourd. Les médecins de garde s'interrogeaient : le moment n'était-il pas venu de passer à un traitement par voie orale ?

Pour moi cela aurait tout changé, car je n'aurais plus été relié à cette maudite perfusion... Et si je n'étais plus attaché, je n'avais plus de raison de rester. Je pourrais espérer sortir. Je devenais chèvre, avec ce piquet de perf.

L'état de mes veines permettait de moins en moins de piquer les aiguilles, et les infirmières capables de les poser devenaient très rares. Surtout en plein mois d'août.

– Il faut un don, m'avait dit Zina, et moi je ne l'ai pas.

À Pompidou, n'en parlons pas, les infirmières s'arrangeaient toujours pour reporter au lendemain le soin de repiquer une perf fatiguée et j'avais remarqué que le lendemain, comme par hasard, elles n'étaient jamais là.

L'une d'elles avait eu l'idée de me piquer dans le pied droit, du coup les autres l'imitaient.

– Plus facile, prétendaient-elles, les veines sont moins abîmées.

Sauf que ce n'était pas très pratique pour marcher.

Même à la Croix-Saint-Simon, où les procédures intègrent un usage intensif de la perfusion, il n'y avait pas pléthore de bonnes piqueuses.

Quand dans la nuit la perf se bouchait ou la veine éclatait, et ça arrivait assez souvent, Zina n'aimait pas. Si l'antibio ne me brûlait pas, Zina attendait les infirmières de relève.

Mais, après deux mois de traitement violent, mes poignets n'existaient plus. On ne pouvait plus attendre la relève.

Plutôt que de risquer de louper l'installation, Zina préférait appeler Isabelle. Tout l'hôpital l'avait surnommée la reine de la perfusion. Elle savait trouver une veine encore utilisable, y compris dans mes bras pourtant transpercés de toute part. Je me serais drogué à l'héro que mes veines n'auraient pas été en plus mauvais état. Isabelle savait piquer là où il fallait. Elle savait installer la perf, la régler. Isabelle avait le don.

La perspective de me débarrasser de toute cette tuyauterie de plastique m'a rendu euphorique. J'ai tout de suite vu la possibilité de m'évader. De sortir.

Lee avait compris aussi. Du coup nous avons entrepris des opérations de séduction et des actions de lobbying tous azimuts pour obtenir une libération anticipée.

– Mais vous allez sortir pour aller où ? Votre fille n'est pas là, qui va s'occuper de vous ? Il faut choisir un centre de rééducation... On a téléphoné à

Granville, il y a de la place. À la Châtaigneraie dans le XVe arrondissement c'est possible aussi, et vous habitez à côté.

– Chez moi à *La Sourdière* il y a de la place. Si vous voulez, téléphonez pour vérifier.

– Oui, mais chez vous, vous serez seul, il vous faut de la kiné, des soins, ce n'est pas possible.

Je ne pouvais plus envisager de rester une semaine de plus. C'était impossible. À partir du moment où ils s'inquiétaient de savoir qui allait me surveiller, m'assister, me trouver les infirmières pour faire les piqûres, et les kinés pour la rééducation, je savais que je pouvais gagner.

Il suffisait de leur donner la preuve que je ne serais pas seul, que j'aurais quelqu'un pour me faire les soins et un kiné qui viendrait chez moi. Dans ces conditions-là, ils ne pourraient pas refuser de me lâcher.

Lee allait se bouger et apporter toutes les réponses.

– Ne vous inquiétez pas, disait-elle en permanence.

Elle mentait à merveille. Il est évident qu'en plein mois d'août elle était dans l'incapacité de tout préparer mais elle avait décidé d'improviser et de m'aider à m'évader.

Si j'avais été seul, j'en aurais pris pour un mois supplémentaire et ils m'auraient expédié dans une maison de rééducation pour grands cardiaques.

Tout faire, tout promettre, tout inventer pour sortir de cet univers. Elle l'a fait.

XIX

J'arrivais de croisière

– Allô ?

– Oui, devine d'où je t'appelle... oui, de la voiture... Je suis sorti, je suis sorti, tu te rends compte ? C'est impossible. Je n'en reviens pas. C'est incroyable, on est sur l'autoroute...

J'étais fourbu, brisé, mais heureux comme jamais je ne l'avais été. Tout me paraissait beau et doux. La voiture, les bas-côtés de la route. Les champs et les prés. La saison s'achevait. Il y avait déjà plus de voitures à remonter sur Paris qu'à descendre vers la province. Les Parisiens rentraient de vacances. Moi, j'arrivais de croisière.

– Ça s'est bien passé cette traversée ?

– Un peu galère !

– Du vent ?

– Un peu, force 8 certains jours, avec avis de tempête.

– Qu'est-ce que tu fais dans ce cas-là ?
– Rien de spécial, on attend que ça passe...
– Tu recommences l'année prochaine ?
– J'essaierai autre chose...

J'imaginais le dialogue surréaliste. Mais que dire ? Que faire ? Faire comme si les vacances de M. Hulot s'étaient passées normalement ? J'arrivais d'une croisière comme les autres et Jacques Tati n'était vraiment pas d'actualité.

Mon téléphone sonnait sans cesse. Je l'ai éteint. Je me suis enfoncé dans le siège et j'ai essayé de somnoler. Mon bras gauche ne marchait toujours pas. J'en avais encore pour six mois de kiné avant de pouvoir retrouver une articulation de l'épaule à peu près normale, mais je m'en moquais.

On m'avait assuré que le staphylo avait été décimé mais que par précaution je devais continuer de prendre des antibiotiques à dose massive pendant encore six semaines. Ces médicaments me détraquaient complètement l'appareil digestif, mais à côté de ce que j'avais supporté, c'était le bonheur.

On m'avait dit aussi de surveiller la moindre douleur articulaire, ce que j'allais faire en permanence.

Le régime me paraissait allégé à un point difficile à imaginer. Je n'avais plus besoin de morphine, ni de pilules bleues pour dormir.

Il restait deux cents kilomètres à parcourir. Je crois que ces deux cents kilomètres ont été les plus formidables de ma vie. J'ai pleuré, pleuré pendant tout ce trajet. Je ne savais même plus pourquoi.

Épilogue

Il faut sauver la Sécurité sociale

La souffrance ne donne aucune légitimité à la critique. L'approche de la mort pas davantage. Sinon, que pourraient-ils dire tous ceux qui survivent, au prix d'un calvaire quotidien, sans le moindre espoir d'en sortir ? Les malades du cancer ou du sida nous administrent tous les jours de vraies leçons de courage et d'humilité. Et pourtant la plupart n'ont ni moyens, ni relais pour témoigner, se plaindre ou demander une aide.

Être sorti vivant de cette galère ne m'a donné aucun droit, je me sens simplement investi du devoir de témoigner sur ce qui se passe dans les hôpitaux.

Notre système de santé est d'une efficacité exceptionnelle. Quand il ne fonctionne pas bien, c'est en amont, au niveau de la prévention, ou en aval, en ce qui concerne son financement. C'est toujours pour des raisons administratives ou politiques. Jamais ou très rarement pour des raisons médicales. L'été dernier le système de santé français a été pris de court par la canicule. Les personnels de santé n'y sont pour rien, ils ont fait leur métier. Les administrations chargées de l'alerte et de la prévention n'ont pas fait le leur.

En cette fin d'année l'appareil de santé s'étrangle dans des déficits de fonctionnement abyssaux. Une fois de plus les personnels de santé font leur métier et c'est aux dirigeants politiques de prendre leurs responsabilités.

Sans réformes, il est évident que les dysfonctionnements vont condamner un système qui a pourtant été l'un des plus performants du monde. Les médecins sont parmi les plus compétents et l'accès aux soins a toujours été des plus équitables. Sans réformes cela risque d'être de moins en moins vrai.

De cette croisière d'été dans les océans hospitaliers, j'ai rapporté trois convictions fortes.

Voici la première : je dois la vie à la compétence d'une poignée de médecins. Des fous de médecine, éternels étudiants, passionnés, qui n'ont eu de cesse de chercher pour trouver.

J'en connaissais personnellement et amicalement deux. Un interniste – représentant d'une spécialité trop rare, injustement dévalorisée – et un rhumatologue. Cette double amitié a été, je crois déterminante.

Je pouvais me permettre de les déranger à

n'importe quelle heure du jour ou de la nuit. Ce que j'ai fait.

Ils m'ont évité des erreurs qui auraient pu être fatales. En me déconseillant notamment la piqûre de cortisone qu'on voulait m'administrer. En supposant qu'une petite douleur à l'épaule pouvait ne pas être anodine. En me suggérant de faire des analyses rapidement. Ce jour là, la chance et le téléphone portable m'ont sauvé la vie une première fois.

La disponibilité de ces deux médecins était-elle le fruit de notre amitié ? J'ai vérifié qu'il n'en était rien. J'ai rencontré, depuis, quantités de médecins qui offrent à leurs patients cette sécurité. Cette disponibilité. Les moyens modernes de communication le permettent.

Ces médecins ne travaillent pas seuls. Ils travaillent en réseau. En trois mois je n'ai jamais vu l'un quelconque de mes médecins prendre une décision seul. Ils se voyaient, s'appelaient sans cesse. Le bon médecin a un bon carnet d'adresses. Il connaît, dans chaque spécialité, le ou les confrères qu'il faut nécessairement interroger ou consulter.

Les médecins savent qui sont les bons et qui sont les mauvais. Ils connaissent les experts. Ils ont repéré les dangereux, les menteurs ou les incompétents patentés. Les médecins savent. Les patients, eux, ne savent pas au premier abord si le thérapeute auquel ils s'adressent est un bon médecin ou un mauvais.

D'autant que le statut, le cadre de travail, public ou privé, hôpital ou libéral, n'a pratiquement aucune incidence pour le patient. Le réseau ou la chaîne des compétences transgresse ces clivages. Les premiers diagnostics ont été posés par deux médecins libéraux pur jus, qui m'ont fait entrer dans un établissement géré par une fondation privée selon les normes de la Sécurité sociale. Dans cette fondation travaillent à la fois des médecins libéraux et des fonctionnaires de l'Assistance publique. Ces médecins-là m'ont envoyé consulter à l'hôpital Georges-Pompidou, le navire amiral de l'Assistance publique. J'y ai été opéré dans la section privée d'une des stars publiques de la chirurgie cardiaque. Je ne savais rien de ces distinctions. Je m'en moquais complètement. Je ne m'en suis jamais inquiété. J'avais chaque fois le sentiment d'être en de bonnes mains.

Le problème numéro 1 pour le patient est donc de savoir à qui il a à faire. S'il connaît un réseau de médecins, il aura beaucoup plus de chance d'être mieux soigné que le malade qui choisit un médecin au hasard.

Disons que, dans la majorité des cas, le hasard fait bien les choses. La formation de base du médecin français est suffisante pour répondre à la demande.

Parfois, la situation peut être un peu plus compliquée. L'IRM n'est pas disponible avant deux mois. Les staphylocoques dorés peuvent profiter de l'inattention d'une infirmière. Le chirurgien-dentiste peut avoir oublié une stérilisation. La maladie nosocomiale ne rôde jamais très loin des couloirs de la médecine. L'erreur de diagnostic non plus.

Ajoutons à cela que, en cas d'urgence, le patient ne choisit pas le service où il sera admis. Il programme assez rarement le lieu de sa crise cardiaque ou de son accident de voiture.

Le patient a donc très peu de moyens pour se défendre de l'éventuelle incompétence du médecin, de son ignorance, de son arrogance. Car il y a des médecins incompétents, ignorants, arrogants. Ceux-là sont dangereux. Assassins.

Il existe une omerta dans le milieu médical qui empêche que le mauvais médecin soit dénoncé et sanctionné. Le Conseil de l'ordre est plus gardien des intérêts corporatistes que des codes de déontologie.

La publication des palmarès d'hôpitaux et de médecins par les magazines, *Le Figaro* et *Le Point* notamment, constitue un progrès considérable pour l'information des patients. Ces classements sont très sérieux. Ils sont établis à partir d'éléments objectifs, équipements matériels, nombre de médecins, spécialités. Ils sont donc très crédibles.

La généralisation de ces classements a un inconvénient : ils drainent systématiquement la clientèle vers les bons médecins, ou vers les bons hôpitaux. Exactement comme un guide gastronomique oriente les clients vers les bons restaurants.

Le problème est que les bons médecins verront leur salle d'attente se remplir et que, par conséquent, leurs conditions de travail risquent de se dégrader.

Quand, à Paris, le bouche à oreille fait le succès d'un service hospitalier, il encombre aussi ses bureaux et ses couloirs car le service ainsi recherché ne bénéficie pas pour autant de plus de moyens.

Si l'on classait les pilotes d'avion selon les incidents dont ils se sont rendus responsables, il est évident que les voyageurs plébisciteraient les pilotes qui offrent le plus de sécurité. Du coup certains avions voleraient à vide. D'autres seraient bondés.

Le médecin ou l'hôpital ne peut pas laisser sa salle d'attente bondée.

S'il faut 30 ou 40 minutes au médecin pour recevoir correctement un patient en consultation, il ne peut guère en prendre plus de dix par jour. S'il veut en recevoir davantage pour améliorer ses revenus par exemple, il va raccourcir la durée de sa consultation, et la qualité de son diagnostic en pâtira.

Dans une économie de marché, le prix sert en général de variable d'ajustement. Si l'on veut voyager dans des conditions confortables et dans de bons avions, il faut payer plus cher. Si l'on veut manger dans un trois étoiles, ça coûtera une petite fortune. Plus le produit ou le service est rare, plus son prix sera élevé.

La médecine ne s'inscrit heureusement pas dans cette logique. Notamment en Europe. Le médecin ne peut pas faire varier son prix en fonction de la demande. Ses tarifs sont calés sur les normes de la Sécurité sociale, de façon à garantir à chacun un accès égal aux soins. C'est le fondement même du système français.

Les prix ne variant pas, ce sont les délais qui s'allongent.

C'est pour cette raison qu'il faut attendre trois mois pour obtenir une consultation à l'hôpital de la Croix-Saint-Simon. D'autres établissements accepteront de faire une opération de la hanche sans délais, mais à un prix exorbitant ou alors avec un taux de risques important.

La Caisse nationale d'assurance maladie dispose de toutes les statistiques puisqu'elle traite toutes les feuilles de remboursements, les prescriptions. Elle connaît donc tous les protocoles type, tous les médecins, les services hospitaliers. Elle sait région par région qui sont les bons, les moins bons.

Pourquoi ne met-elle pas cette information a la disposition du public ? Pourquoi ne fait-elle pas la police dans cette profession qui utilise le secret médical pour protéger ses intérêts ?

Les privilégiés, les plus malins où les plus riches, réussissent souvent à savoir où il faut aller. Ils sont plutôt mieux soignés par les médecins auprès desquels ils ont été recommandés. Ceux qui ne le savent pas encourent des risques énormes.

Notre système de santé est hyper performant, la qualité des médecins français est reconnue dans le monde entier. Le monde entier vient se faire soigner et opérer dans les hôpitaux français. Mais, alors que notre système a été conçu comme égalitaire, paradoxalement, la qualité des prestations n'est plus garantie à tous. Ce n'est pas toujours une question d'argent. C'est plus souvent une question de relations.

Voici la deuxième chose que j'ai apprise : la médecine n'est gratuite qu'en apparence. Les patients, les malades, les assurés sociaux ont le sentiment de ne rien avoir à payer. Ils peuvent même consommer sans limites.

Le système de santé fait tout pour effacer les rapports à l'argent. Il contribue donc à déresponsabiliser le patient qui a effectivement tendance à penser que la santé n'a pas de coût. Puisque jamais il ne manipule d'argent en échange d'une prestation médicale.

J'ai bénéficié de rapports quotidiens avec l'appareil de santé pendant plus de six mois, dont deux mois de soins intensifs à l'hôpital. Opérations chirurgicales lourdes, une dizaine de radios, quatre scanners, deux IRM, vingt-deux analyses de sang, une dizaine d'analyses biobactériologiques, une vingtaine de consultations libérales en six mois, des rééducations kiné de juillet à Noël, à raison d'une séance d'une heure par jour… Auxquels il faudrait ajouter quatre mois complets d'arrêt de travail, donc quatre mois d'indemnisation.

Jamais, à quelque étape que ce soit, il n'a été pour moi question d'argent. Mon numéro de Sécurité sociale, l'assurance-santé complémentaire souscrite par TF1, la carte Vitale dans la poche, tous ces papiers ont constitué un véritable passeport pour une médecine sans souci.

Cependant la carte Vitale est une invention diabolique. Son objectif était de simplifier les relations entre l'assuré social, le médecin, le pharmacien et la caisse d'assurance maladie. L'usage de la carte a effectivement simplifié et accéléré le traitement des paiements. Le résultat est efficace. Sauf que son utilisation a complètement démonétisé l'échange entre le patient et l'appareil de santé. La carte Vitale fonctionne comme une carte bancaire sur laquelle le patient peut tirer à volonté, sachant que les opérations ne seront pas débitées sur son compte. Plus grave encore, c'est une carte de paiement sur laquelle il n'y a ni code secret ni photo. Elle peut donc être prêtée, empruntée ou dérobée en toute impunité.

J'ai demandé, après coup, combien avait coûté tel ou tel acte, telle ou telle opération, tel traitement antibiotique, je n'ai jamais obtenu de réponses. J'ai posé la question à la Sécurité sociale, je n'ai reçu que des éléments d'appréciation incomplets. La caisse d'assurance maladie a pourtant aujourd'hui une idée précise du coût de la santé pour chaque patient et pour chaque traitement. Pourquoi n'en fait-elle pas part à l'assuré ?

D'après une évaluation rapide, l'ensemble de mon accident de santé (journées d'hôpital, soins, actes chirurgicaux, médicaments...) aurait coûté aux environs de 250 000 euros, soit 1 600 000 francs.

Minimum. Le prix d'une belle maison en province, beaucoup plus que l'épargne accumulée par la majorité des salariés français pendant toute une vie de travail. C'est énorme.

Beaucoup de maladies qui exigent des traitements longs et sophistiqués coûtent beaucoup, beaucoup plus cher et pourtant ne permettront pas toujours au patient d'en sortir vivant. C'est le cas des cancers, du sida, des accidents cardio-vasculaires, des paralysies, des maladies neurologiques, des Alzheimer, toutes ces affections dont la cure dure parfois des années. Prix d'autant plus élevés que, avec l'allongement de la durée de vie, ces maladies sont de plus en plus fréquentes. Nous voulons vivre de plus en plus vieux. Nous voulons aussi vieillir en bonne santé.

Sans toutes ces dépenses qui ont été engagées en totale liberté par les médecins, je ne serais sans doute pas en vie.

Je dois beaucoup à la compétence des médecins, mais je dois aussi énormément à la générosité d'un système qui peut dépenser sans compter.

En Allemagne ou en Italie, le système m'aurait financièrement permis d'être soigné mais je ne l'aurais pas été d'une façon aussi efficace. En Angleterre et aux États-Unis, je n'aurais pas été soigné, sauf si mon entreprise avait pris en charge toutes les dépenses – ou alors si j'avais vendu mon appartement pour payer la note.

Le système fonctionne donc en France à merveille quand il s'agit de payer les dépenses de santé.

D'autant mieux qu'on ne sait rien des chiffres. Le corporatisme médicalo-administratif, conjugué au respect étroit du secret médical, empêche aujourd'hui de les dénoncer.

Le médecin est libre de faire ce qu'il estime bon pour le malade. Mais il n'existe aucun système de contrôle ou de régulation pour freiner un médecin ou un groupe de médecins dans sa dynamique thérapeutique.

Il n'existe aucun moyen efficace d'empêcher un médecin de multiplier des arrêts de travail pour se faire une clientèle ou même pour permettre à quelqu'un d'éviter le chômage. Il existe peu de moyens d'empêcher des prescriptions de médicaments trop importantes...

Il existe peu d'instruments pour contrôler les médecins qui peuvent prescrire des examens complémentaires ou des actes techniques pour valoriser leur consultation. Le gastro-entérologue, le pneumologue, le cardiologue, le radiologue peuvent en effet s'autoprescrire des actes techniques et augmenter ainsi leurs revenus. Dans la majorité des cas ils ont raison de le faire. Mais qui peut juger du bien-fondé de ce type de décision ? Qui pourrait chasser les gaspillages ? Théoriquement, la caisse d'assurance maladie. Le fait-elle ? Réponse : non.

La seule limite à la dépense, c'est, une fois de plus, la compétence du médecin. Le bon médecin qui dépense beaucoup d'argent ne coûte pas cher à la société. C'est la mauvaise médecine qui coûte cher.

Mais, personne, aucun organisme, aucune institution, ne peut et ne veut mesurer ou contrôler la compétence du médecin. Les professionnels eux-mêmes ne l'accepteraient pas.

Distinguer la bonne médecine de la moins bonne. La question est récurrente mais tabou ! Ce débat-là est essentiel. Les bons médecins ne sont d'ailleurs pas mieux rémunérés, sauf en système privé où la reconnaissance du public permet à certains d'augmenter leurs honoraires ou de sortir du conventionnement. Mais les mauvais, eux, ne sont jamais sanctionnés.

Le médecin n'a pas d'obligations de résultat. Du moins actuellement. Il n'est pas pour autant exonéré de donner des explications, de justifier ses actes, de prendre ses responsabilités et de rendre des comptes.

Si la profession ne peut pas édicter de règles nouvelles, et il semble bien que le Conseil de l'ordre soit incapable de faire le ménage, ce sera aux caisses d'assurance maladie de le faire.

Peut-être aussi faudra-il revoir la définition du secret médical. Au nom du secret médical, n'a-t-on pas dévoyé certaines pratiques, du coup devenues inflationnistes, avec la multiplication d'actes inutiles et d'analyses redondantes ? Les bons médecins ne s'y opposeraient pas. Ils n'ont aucune gêne à communiquer leur diagnostic, leurs analyses, leurs prescriptions. Cela éviterait dans bien des cas des doublons et des redites.

Les bons oui, mais les autres ? En attendant, il

faudrait tout faire pour que, à un moment ou à un autre, le patient sache le prix de ce qu'il consomme.

Ma troisième conclusion : le déficit de la Sécurité sociale est considérable mais tout le monde s'en moque. La raison en est simple : la progression des dépenses de santé est logique, c'est la marque d'une société évoluée et de progrès. Normal, que dans un pays développé, chacun veuille et puisse accéder au maximum de soins, de bien-être, de longévité aussi.

La progression des dépenses de santé, hôpital, médecine de ville, médicaments, est aussi légitime que la progression des dépenses de communication dans un budget familial. Au nom de quoi faudrait-il décider les dépenses qui sont bonnes et celles qui le sont moins ?

Le problème est que les dépenses de communication ou les dépenses alimentaires dans une famille sont privatisées. C'est le consommateur qui paye avec son argent. Les dépenses de santé, elles, sont mutualisées. Elles sont payées non par le bénéficiaire, mais par tous les assurés sociaux.

Le déficit de la Sécurité sociale n'est rien. Ce qui est inquiétant, c'est qu'il n'y ait pas de financement à lui opposer. On peut toujours mettre en place des mécanismes de régulation ou de contrôle des dépenses, chasser les gaspillages, on sait bien que c'est sur les recettes qu'il faudra agir. Savoir enfin qui paie quoi.

La solution la plus commode consisterait à relever

les cotisations. Une fois de plus. Faire payer tout le monde. Avec tous les effets pervers qu'on connaît, liés à l'alourdissement du coût du travail. Augmenter les cotisations ou le remboursement de la dette sociale (le RDS), cette usine à gaz financière inventée en 1996 qui n'est rien d'autre qu'un impôt déguisé, revient de façon mécanique à handicaper, de la même façon que tous les prélèvements obligatoires, l'activité économique et l'emploi. Se souvient-on que, en 1995, le gouvernement s'est retrouvé face à un déficit cumulé de 180 milliards de francs ? D'où l'augmentation brutale de la CSG et la création du RDS pour sauver le système. Sait-on qu'aujourd'hui, huit ans plus tard, le trou avoisine encore les 15 milliards d'euros, soit 100 milliards de francs ?

Les mesures de redressement peuvent aussi passer par une réduction de la part remboursée par la Sécurité sociale, ce qui revient à demander aux mutuelles ou aux assurances privées d'apporter le complément. Ce qui obligera les mutuelles et les assurances à augmenter leurs primes. Il n'y aura pas de miracles.

Politiquement aucune de ces mesures ne peut se prendre sans provoquer d'incidences graves sur la politique économique. Il faudra bien en arriver à réformer le système en profondeur. Son fonctionnement, les rapports avec les assurés.

En théorie aussi, on n'échappera pas à une réflexion sur la distinction qu'il faudrait faire entre les grands risques et les petits risques, ceux pour lesquels il y a des responsabilités à engager et les injustices de la vie.

Les grands risques, ceux qui vous conduisent directement à l'hôpital et représentent des accidents de la vie irrémédiables, doivent être couverts par la collectivité et la solidarité nationale. La CNAM, épaulée le cas échéant par les mutuelles.

À côté de ces dépenses, déjà énormes, il y a aussi celles que provoquent les risques spécifiques liés à une activité particulière. Ils pourraient être couverts par une assurance spéciale souscrite par le bénéficiaire ou par l'employeur. On ne voit pas au nom de quelle logique la collectivité tout entière viendrait couvrir les risques pris par un alpiniste, un grand navigateur, un parachutiste et même un skieur. Des assurances spéciales existent pour couvrir les frais de recherche, de transport, d'indemnisation en cas d'invalidité, mais ces assurances viennent en complément de l'assurance maladie. Elles ne couvrent pas le paiement des indemnités journalières par exemple, qui représentent une ligne de dépenses exorbitante.

Que dire alors des accidents automobiles ? L'automobiliste victime d'un accident est assuré indifféremment pour les risques matériels ou corporels qu'il a subis et ceux dont il s'est rendu responsable. Cette assurance est heureusement obligatoire. Une fois les constats réalisés, les dégâts évalués, il fera réparer sa voiture dans un garage et les factures seront remboursées par l'assurance. S'il doit, à la suite de cet accident, séjourner à l'hôpital, c'est principalement la Sécurité sociale qui paiera.

Allons encore plus loin, il est évident aujourd'hui que la consommation excessive d'alcool, de tabac, et même une mauvaise hygiène alimentaire sont à l'origine de beaucoup de maladies modernes.

Faut-il que la collectivité tout entière prenne en charge le risque lié à des comportements personnels à risque ?

Nous savons que certains relèvent de la solidarité nationale, et nous devons nous féliciter que le pays ait les moyens de la financer. La Sécu paie les blessures sociales, amortit les dégâts provoqués par des vies économiquement difficiles, quand elle ne finance pas les dérèglements provoqués par un divorce ou un chômage. Bref, la Sécu compense aussi les injustices générées par la société.

Mais il reste que certains risques appartenant indiscutablement au domaine de l'assurance et de la responsabilité individuelles pourraient être distingués.

Tous les ministres de la Santé qui ont essayé de lever ces tabous se sont heurtés aux intérêts les plus conservateurs. Bernard Kouchner, Philippe Douste-Blazy ont fait chacun à sa manière un travail remarquable dans la modernisation et la transparence des pratiques médicales. Mais ils ont buté très vite sur le corporatisme médical.

La Sécurité sociale coûte cher, parce que la médecine coûte cher, que nous, les Occidentaux, nous en consommons de plus en plus et que, ainsi, nous vivons de plus en plus vieux – et c'est tant mieux. Sait-on que la France est le pays où l'espérance de vie est la plus longue ?

Mais la Sécurité sociale coûte cher aussi parce qu'il n'existe pas de mécanisme d'autorégulation, parce qu'on s'imagine que les professionnels de santé n'accepteraient pas d'être jugés et mesurés dans leurs résultats.

Elle coûte cher, enfin, parce qu'elle va bien au-delà de la couverture des seuls risques-santé... Elle finance aussi une partie des dysfonctionnements sociaux.

Ce qui m'est arrivé, dont j'ai fait le récit dans les pages précédentes, ne me donne pas plus qu'à d'autres de crédibilité pour proposer un plan de réforme de la Sécurité sociale. Je me sens cependant autorisé à dire que beaucoup de mes amis libéraux ont tort. Ils n'attendent qu'une chose, qu'elle s'écroule cette Sécurité sociale, qu'elle disparaisse et que, sur ce champ de ruines, on invite les assurances privées ou les mutuelles à prendre en charge la couverture de la totalité des risques-santé.

Ils ont tort donc, selon moi. Sauf que, si la Sécurité sociale fait faillite, les assurés, les consommateurs de médecine, iront chercher ailleurs la couverture dont ils ont besoin – et l'on n'aura pas eu raison d'éviter de réformer notre Sécu.

Remerciements

Mes remerciements vont d'abord à ceux qui m'ont sauvé la vie. Les médecins, les infirmières et infirmiers, les aides-soignants, tous les personnels hospitaliers. « Nous ne faisons que notre métier », disent-ils souvent. Sans doute ! Sauf que pour la plupart ils font davantage que leur métier. Qu'ils me pardonnent d'avoir parfois simplifié leurs gestes, réduit leurs propos, oublié certains faits ou déformé certains autres. Qu'ils sachent que jamais je n'ai voulu les trahir.

Mes remerciements vont aussi à tous ceux qui m'ont aidé et soutenu. Personne ne m'a jamais abandonné quand je me sentais au bout de la vie. Mes camarades de la télévision et de la radio n'ont eu de cesse de me prouver que j'existais, à grands coups d'amitié, d'affection et d'amour. Pardon d'avoir cru que j'étais isolé. Pardon pour l'arrogance. Pardon de ne pas vous citer tous au générique de l'amitié. Vous étiez si nombreux... Pardon si je n'ai pas toujours su vous répondre à la hauteur de mon émotion.

Merci à tous les grands malades que j'ai rencontrés à l'hôpital et qui m'ont donné de sacrées leçons de courage et de générosité. Merci à toi, Guillaume. On s'est croisés à l'hôpital. On a fait la guerre chacun de notre côté contre des staphylocoques à tête dorée. Toi, tu y as perdu ta jambe. J'ai eu la chance de sauver mon bras. Tu as engagé un combat contre les maladies nosocomiales. Scandale français. Il y a aujourd'hui dans les hôpitaux, dans les laboratoires, les cabinets dentaires, des médecins qui se comportent très mal. Il y en a aussi, heureusement, qui veulent que ça cesse, que le secret sur les pratiques coupables soit enfin levé et que les responsabilités soient enfin clairement établies. Je serai avec toi à leurs côtés pour les aider.

Merci François, toi qui as fêté tes quarante ans en terminant une troisième chimio. Nous nous rencontrions chaque jour sur le banc de la galerie vitrée à Pompidou. Je sais que tu es parti à Villejuif depuis.

Merci aux enfants, vous qui ne réclamiez rien mais qui en souriant malgré la douleur méritiez tout.

J'ai essayé de faire passer les messages que tous m'avaient suggéré de transmettre.

Si je n'y suis pas arrivé, ou si j'en ai déformé certains, qu'ils sachent que c'est par maladresse et que je leur en demande pardon.

Merci enfin à ceux qui m'ont convaincu d'écrire et de témoigner, Éric, Luce, Lee...

Merci à Danielle Lederman qui m'a aidé à dire le vrai, à Françoise Samson qui a lu et relu le texte, pour que la forme serve le fond, et à Nathalie Cretin-Maitenaz pour son attention scrupuleuse.

Si le récit ne tient pas toujours ses promesses, qu'ils sachent que j'en suis le seul et unique responsable.

Juillet 2003, J + 365, La Sourdière

Table des matières

Une petite douleur à l'épaule gauche

Composition : Facompo, Lisieux

Impression réalisée sur CAMERON par

BRODARD & TAUPIN

GROUPE CPI

La Flèche

pour le compte des Éditions Ramsay
en décembre 2003

Imprimé en France
Dépôt légal : décembre 2003
N° d'impression : 22046
ISBN : 2-84114-669-3